高齢者におけるうつ病の
診断と治療

編
Mike Briley

監訳
木村真人

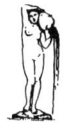

星 和 書 店

Seiwa Shoten Publishers

2-5 Kamitakaido 1-Chome
Suginamiku Tokyo 168-0074, Japan

Diagnosis and Treatment of Depression in Late Life

Edited by
Mike Briley

Translated from English
Mahito Kimura, M. D.
Michio Hada, M. D.
Kengo Shimoda, M. D.

English edition copyright © Martin Dunitz Ltd 1999
  First Published in the United Kingdom in 1999
  by Martin Dunitz Ltd, The Livery House, 7-9 Pratt Street,
  London NW1 0AE, England

Japanese edition copyright © Seiwa Shoten Publishers 2004

目 次

緒言：高齢うつ病の問題点 ……………………………………… 1

Ⅰ．高齢うつ病の疫学 ……………………………………………… 3
  1．集団および地域調査　　4
  2．危険因子　　6

Ⅱ．高齢うつ病における経済負担 ………………………………… 8

Ⅲ．高齢うつ病の生物学 …………………………………………… 11
  1．うつ病における脳の形態変化　　11
  2．視床下部―下垂体―副腎系の機能異常　　12

Ⅳ．高齢患者におけるうつ病の認識 ……………………………… 14
  1．高齢うつ病の症状　　15
  2．高齢うつ病の診断　　15
  3．仮面うつ病の問題　　18
  4．高齢者における薬剤性うつ病　　19
  5．高齢うつ病の鑑別診断　　21
    （1）うつ病と身体疾患　　21
    （2）うつ病と死別　　22
    （3）うつ病と不安障害　　23
    （4）うつ病とパーキンソン病　　23
    （5）うつ病と痴呆　　24
    （6）うつ病と脳血管障害　　26
    （7）うつ病と心筋梗塞　　27
    （8）うつ病と難聴　　27
  6．身体疾患を合併するうつ病の治療　　28

Ⅴ. 高齢うつ病の経過 ……………………………… 29

1. 高齢患者の予後研究　29

   (1) 予後不良の危険因子　30

   (2) 高齢患者におけるうつ病と死亡率　31

Ⅵ. 高齢うつ病の管理 ……………………………… 34

1. 高齢者における未治療の問題　34

2. いつ治療するのが適切か？　35

3. 高齢うつ病患者の治療の一般原則　35

   (1) 治療の目標　35

   (2) 治療の選択　36

   (3) 治療期間　36

4. 高齢うつ病の薬物療法　37

   (1) 高齢患者の薬物療法でとくに考慮すべき点　37

   ●薬物動態　38

   ●薬物間相互作用　38

   (2) 三環系抗うつ薬 (TCAs)　39

   ●効果　39

   ●忍容性　39

   (3) 選択的セロトニン再取り込み阻害薬　42

   ●効果　42

   ●忍容性　42

   (4) モノアミンオキシダーゼ阻害薬　44

   ●非可逆性モノアミンオキシダーゼ阻害薬　44

   ●可逆性モノアミンオキシダーゼA型阻害薬　44

   (5) セロトニン-ノルアドレナリン再取り込み阻害薬　45

   ●ミルナシプラン　45

- ●ベンラファキシン　45
- （6）その他の抗うつ薬　45
  - ●トラゾドン　45
  - ●ネファゾドン　46
  - ●ミルタザピン　46
  - ●ミアンセリン　47
- （7）治療抵抗性うつ病　47
- （8）治療におけるコンプライアンス　48
5. 薬物療法以外の管理　49
  - （1）心理社会的療法　49
  - （2）電気けいれん療法　50
  - （3）断眠療法　51

結　論 …………………………………………………………… 52
文　献 …………………………………………………………… 53
索　引 …………………………………………………………… 67
あとがき ………………………………………………………… 70
訳者一覧 ………………………………………………………… 72

緒言：高齢うつ病の問題点

「この10年間で高齢者のうつ病に対する公的サービス提供システムの構築，診断や治療への理解は非常に進歩したが，うつ病をかかえる高齢者の多くが治療を受けていないという重要な問題に対する答えは，いまだ出されていない」
(NIH Consensus Statement, 1992)

　米国国立衛生研究所（NIH）の公式見解からの上記引用は高齢者におけるうつ病の問題点を浮き彫りにしている。うつ病は高齢者によくみられる状態ではあるが，しばしば見逃されている。さらに，うつ病と診断された場合でも，高齢者のうつ病が若年者のうつ病と同様に治療可能であるにもかかわらず，高齢のうつ病者は適切な治療を受けていない（Blazer, 1997）。その結果，うつ病は患者自身や高齢者にケアを提供する家族や施設の双方に多くの負担を課している。つまり高齢うつ病は重要な公衆衛生上の問題である。これまで高齢うつ病は，例えば死別のようなストレス状況や老化に関連した身体的または精神的な衰退に対する自然な反応として捉えられる傾向にあった。その結果，積極的な治療がなされていなかった。しかし現在では，

うつ病が老化における当然な状態としてではなく，治療対象とすべき状態であると認知されている（Verhey and Honig, 1997）。そして治療を成功させるためには，適切な薬物療法と薬物療法以外の治療が熟慮され，高齢患者に認められる多くの医学的問題に対応できる診断技術の習得が不可欠である。

I. 高齢うつ病の疫学

　高齢者におけるうつ病の有病率に関する研究は，高齢患者の状態の多様性や高齢者集団に若年患者に用いられる診断基準を流用することの問題点などから複雑なものとなっている。例えば，多くのうつ病の疫学研究にはDSMの大うつ病エピソードの基準が用いられてきた。これには抑うつ気分および快楽や興味の喪失のいずれかもしくは双方が最低2週間存在すること，加えて不眠や焦燥などの7つのうち最低5つの症状が存在することが含まれている（American Psychiatric Association, 1994）。この診断基準によると高齢者におけるうつ病エピソードの有病率は抑うつ症状が一般的であるにもかかわらず1–5%と低く報告されている（Beekman *et al.*, 1995; Pahkala *et al.*, 1995）。疫学対象地域（Epidemiological Catchment Area : ECA）研究では，高齢患者におけるDSM診断の大うつ病を満たすものは1–2%であったが，抑うつ症状の有病率は約15%であったとの報告もある（Blazer and Hughes, 1987）。また，介護施設におけるうつ病の有病率はさらに高く25%を超えるとの報告もある（Samuels and Katz, 1995）。このような知見は，それぞれの年齢群（これは異なった年齢群の中の高齢者についての意味合い

を含む）に対する適切なうつ病定義の欠如が強く反映している。例えば抑うつ気分の基準は高齢者と若年者では異なって認知されるかもしれない（Gallo et al., 1994）。さらに，DSM基準はより若年で身体的に健常な患者が対象であり，大うつ病エピソードはその症候がいかなる身体疾患とも直接的な関連を持たないときに診断される。その結果，身体疾患の合併が一般的な高齢者に対してDSMの基準を用いることは，うつ病の過小診断を導く可能性が高いのである（Verhey and Honig, 1997）。

1．集団および地域調査

初めての全ヨーロッパにおけるうつ病の地域調査であるDepression Research in European Society（DEPRES）研究では，6カ国における7万8,436例を対象にうつ病の有病率を報告している（Lépine et al., 1997）。対象はMini-International Neuropsychiatric Interview（MINI）のうつ病項目のうち4つの質問項目（表1）によって調査され，うつ病は1および2の質問に対する肯定と3の質問項目の少なくとも1つを肯定したものと定義された。うつ病とみなされた患者は過去6カ月間の抑うつ症状および生活資質および社会機能に対する影響について面談された。

過去6カ月の大うつ病の有病率は65–74歳で5.3%，75歳以上で4.6%であったのに対して45–54歳では8.2%，24歳以下では6.8%であった。対照的に抑うつ症状の発現頻度は45歳以上では年齢とともに増加し，45–54歳では8.3%であったものが75歳以上では9.7%であった。小うつ病の発現頻度は全年齢群で約2%であった。

DEPRES研究の結果はDSMによってうつ病と診断した他の地域調査とも一致している。例えば，南ヨーロッパの1,080例の高齢者を対象にした研究では，大うつ病の全体を通しての有

表1

DEPRES研究に用いられた改訂版MINI (Lépine *et al.*, 1997)。うつ病は1,2および4の質問の肯定と,少なくとも質問3のうち1つの肯定によって定義される。それゆえ,MINI基準によると,大うつ病の診断は仕事ないし社会活動の相当な障害に依存している。

---

1. 過去6カ月に2週間以上の期間,ほとんど毎日悲哀,抑うつ,気分の低下が存在する。
2. 過去6カ月に2週間以上の期間,多くの物事に対する興味が低下しているないし以前楽しめたことが楽しめない。
3. 過去2週間以上の期間,悲哀,抑うつ,気分の低下が存在するもしくは興味が低下しているないし物事を楽しめないと考えられる場合,この期間に以下の症状が存在したか教えてください。
   (a) 食欲の有意な変化や意図的に努力することなく体重の増減が4kg以上存在しましたか?
   (b) 入眠困難や中途覚醒,過眠など睡眠に問題が毎日ありましたか?
   (c) 話したり動いたりすることが通常のときよりゆっくりになりましたか? または逆に,活動しているときはいつもいらいらした感じがありましたか?
   (d) いつも疲れたり気力の減退を感じましたか?
   (e) 価値のなさや自責感を感じましたか?
   (f) 例えば読書やテレビ鑑賞ができないなど思考や集中力に大きな問題がありましたか?
   (g) 死んだほうがよいと考えたり自身を傷つけることを考えたりしましたか?
4. このようなことがあなたの仕事や社会活動に相当な影響を及ぼしていますか?

病率は4.8%であった (Lobo *et al.*, 1995)。対照的にECA研究ではアメリカの5カ所の地域における1万8,000例以上の対象を調査したところ,高齢者における大うつ病の有病率は

0.6–1.8％で，気分変調症は1.5–3.0％であった（Weissman et al., 1988）。しかし，このECA研究の結果は，選択のバイアスや患者の除外基準についての批判があり，うつ病を過小評価している可能性が指摘されている。

DEPRES研究およびECA研究とも高齢者における大うつ病の有病率は若年者より低いことを見出している。DEPRES研究においては大うつ病の診断は社会的活動や就労上の本質的な障害に基づいており，高齢者は有給の職についていることが少ないために障害が不明確であったのかもしれない。高齢うつ病の過小評価は上記に示すように若年者向けに独自に作られた診断基準を用いたことや，他の疾患の合併によって抑うつ症状が見逃された可能性も考えられる。

2．危険因子

高齢者におけるうつ病の危険因子は若年者と同様である（表2）。しかし，高齢者の中においても，より若い人とより年をとっている人とでは様々な危険因子の影響は異なる。例えば，55–88歳までの年齢群において，うつ病は男性より女性に高率にみられるが，より高齢な群では男女比は同率である（Pahkala et al., 1995）。

表2

高齢うつ病の危険因子 (NIH Consensus Development Panel on Depression in Late Life, 1992; Rothschild, 1996)

- うつ病の既往ないし家族歴
- 慢性的な身体疾患
- 単身（とくに死別者）
- 金銭的困難
- 支持的な社会ネットワークの欠落
- 女性

II. 高齢うつ病における経済負担

　うつ病の高い有病率，そして病状に関連した相当な数の罹患率と死亡率は，かなりの経済負担をもたらす。うつ病の直接的な経費は，プライマリーケア，病院における看護および治療経費からなる。さらに，患者の介護者における生産性の喪失によって間接的な経費が生じる（Kind and Sorensen, 1993）。

　うつ病に関連した経費に関するほとんどの研究が，高齢患者のみでなく全ての年代を対象にしている。DEPRES研究では，例えば6ヵ月間に仕事から離れた平均期間は，非うつ病患者が3日だけだったのに対して大うつ病患者では13日に及んでいた（Lépine et al., 1997）。イングランドのウェールズにおける研究では，うつ病の直接的な治療経費は年間で4億1,670万ポンドと推定され，そのうち42.6％が急性期の入院費（薬物の過量服用などによる自殺企図の入院費を含む）と見積もられ，薬剤経費は11.3％に過ぎない（Kind and Sorensen, 1993）。全体的な経費は介護者らに及ぼす損益を含めて35億ポンドを超えると換算された。同様にアメリカにおけるうつ病の全体的な経費は437億ドルと推定され，そのうち28％が直接的な経費に起因し，17％が早期の死亡，55％が休職による生産性の喪失および仕

事中の生産性の減少に起因している（Greenberg et al., 1993）。

　うつ病の経済への影響に関する研究の多くは全うつ病人口を対象にしたものであり，特定の年齢群に焦点を当てた研究は少ない。60歳以上の高齢うつ病患者の治療費について調査した数少ない研究のひとつは，非うつ病患者で平均751米ドルであったのに対して，外来うつ病患者では1,209米ドルであったことを見出し，うつ病が高齢者における医療費の増加と関連していると提言している（Callahan et al., 1994）。また，高齢者の特定の治療費は若年者とは異なるのかもしれない。例えば多くのうつ病患者はプライマリーケアの場で取り扱われるが，高齢患者では家庭医の訪問を受ける頻度が高い可能性がある。イギリスのある研究から，75歳以上の女性の半数以上において家庭医の往診がなされている（Kind and Sorensen, 1993）。うつ病患者の相談は平均より長くかかるうえ，若年者に比べ高齢者ではうつ病の鑑別診断により多くの時間を要するかもしれない。これらの理由によって，プライマリーケアにおけるうつ病の治療費は若年患者より高齢患者でより高額になる可能性がある。さらに，高齢うつ病は慢性化や再発しやすい傾向にあり，若年者に比べ高齢者で治療費が高額になるのかもしれない（Hughes et al., 1997）。ある研究では，保健や社会福祉サービスにおける経費が高齢うつ病患者では若年患者の150％にもなると報告している（Katona, 1995）。

　うつ病における総経費は，自殺による死亡率の増加および患者や介護者の生産性喪失による間接経費によって高齢患者において若年患者より高額となる可能性が高い。Greenbergら（1993）は，アメリカの異なる年齢群においてうつ病に伴う間接的な経費を算出した。この解析では65歳以上の群では：

- 年度あたりの死亡による経費はおよそ7,670万ドルであった。
- 年度あたりの長期欠勤による生産性の低下は7,400万ドルであった。
- 大うつ病ないし双極性障害による就労上の生産性の低下は9,870万

ドルで，気分変調症では5億1,400万ドルにも及んだ。

　したがって，うつ病は全体として医療制度や社会に重大な経済的負担を課し，これは若年患者と同様に高齢患者においても当てはまる。それゆえ高齢うつ病の治療の重要性が認識されたという経緯がある。また，薬剤費が全体の直接経費にしめる割合は比較的少なく，この状況は高価な新規治療薬の導入によってもあまり変化していないということを忘れてはいけない (Kind and Sorensen, 1993)。つまり，薬物療法の経費は，他の治療経費の倹約や患者とその介護者の生産性を改善させることによってはじめて埋め合わせられるのである。

Ⅲ. 高齢うつ病の生物学

　高齢者のうつ病が若年者のうつ病と多くの観点から異なる異種性のものであるということは明らかになっている（Brodaty, 1996; Lebowitz et al., 1997）。例えば，若年患者と比較して高齢患者では，精神病像や焦燥などの精神運動の変化を示しやすく（Brodaty, 1996），高齢発症のうつ病は慢性化や再発傾向が高い（Lebowitz et al., 1997）。また，感情障害の家族歴が若年発症のうつ病より重大な危険因子にはならないという確証もあり（Alexopoulos, 1990），高齢うつ病では他の要因が発症に重要な役割を果たしていると考えられる。

　高齢者におけるうつ病は，明らかな脳の形態変化，ホルモンや神経伝達系の障害と関連している。脳の形態的病変のみでは不十分であっても，例えば心理的負荷の多いライフイベントや身体疾患などの要因がうつ病の発症に関与している可能性がある（Alexopoulos, 1990; Brodaty, 1996）。

1．うつ病における脳の形態変化

　CT研究では，高齢うつ病者が同年代の非うつ病者に比べて，

脳室が拡大していることが報告されている（Jacoby and Levy, 1980）。このような形態変化は，痴呆患者と類似しており，高齢発症病，認知障害，予後の悪さと関連している（Alexopoulos, 1990; Brodaty, 1996）。

MRIによる異常所見も高齢うつ病者において見出されている（Coffey et al., 1988, 1989）。高齢発症のうつ病では非うつ病者や若年発症の高齢うつ病者に比べて，白質高信号や基底核病変が予想以上に高頻度でみられる。MRI所見とうつ病の両者が脳血管疾患の存在と関連していると考えられている（Brodaty, 1996）。

2．視床下部―下垂体―副腎系の機能異常

視床下部―下垂体―副腎系の機能異常が，感情障害の発現に重要な役割を果たしているという多くの確証が存在する（Holsboer and Barden, 1996）。死別や病気，地位の喪失といった数多くのストレスに直面している高齢者において，このことはとりわけ重要である（Rossen and Buschmann, 1995）。ストレスは，視床下部から副腎皮質刺激ホルモン放出ホルモン（CRH）の分泌を促し，下垂体前葉の副腎皮質刺激ホルモン（ACTH）の分泌を刺激するように作用する。これは次に副腎に作用して，コルチゾールを放出させる。CRHの分泌は基本的に縫線核にあるノルアドレナリン神経細胞の支配下にあり，動機づけ，報酬および補強のコントロールに関連する扁桃体や海馬からのドーパミン神経細胞を含む他の神経伝達系入力を受け取る（Rossen and Buschmann, 1995）。

正常のストレス反応とうつ病の症状には数多くの類似点が存在する（表3）。結果としてうつ病はストレス反応の延長した活性化を招くと考えられている（Holsboer, 1995; Rossen and Buschmann, 1995）。この証拠としてうつ病患者では，CRHの産生が過剰である（Nemeroff, 1996）。そしてコルチゾール値

表3
ストレスに対する正常反応とうつ病の症状の類似点
(Rossen and Buschmann, 1995 より引用)

ストレス	うつ病
順応した神経経路の急性の促進	神経経路の慢性化した汎順応性の促進
覚醒,清明	不快な覚醒と不安
注意に関連した覚醒度の上昇	強迫に限局した過覚醒
適切な場での攻撃性	独断性,不適切な不安による遠慮
非順応経路の急性の抑制	神経経路の汎順応的な抑制
食欲の減退	食欲の減退
性欲や性行動の低下	性欲や性行動の低下
適切な慎重さや遠慮	状況と無関係な過度な慎重さ

の上昇は,例えば,受容体のダウンレギュレーションや神経の脱落など海馬における機能的および形態的変化を生じさせる(Holsboer-Trachsler et al., 1994)。

Ⅳ. 高齢患者におけるうつ病の認識

高齢患者においてうつ病は比較的高い有病率であるにもかかわらず、しばしば過小診断されている。これは抑うつ気分が、加齢に基づく自然な状態であると信じられていることにも起因していると思われる。また診断が次のような理由で困難なことがある。

- 身体疾患との合併
- 年齢に伴う認知障害
- 身体症状や認知症状の強調
- 不安障害、とりわけ全般性不安障害（Flint, 1994）
- 多くの有害なライフイベント（Zisook, 1996）

さらに、若年者に用いられている診断基準を高齢者に用いることが不適当である可能性や、高齢者におけるうつ病の発現は、多要因性であることにもよる。より高齢な75歳以上の患者では若年患者と重複するところもあるが、異なった症状を呈することも多い（Salzman et al., 1995）。これらの理由から、高齢患者におけるうつ病の診断は慎重でなければならない。存在する症状を他の要因に起因するものではなく、うつ病の症状と判

断されるような包括的アプローチが推奨される。

1. 高齢うつ病の症状

抑うつ症状は高齢者によくみられる症状であるが、しばしば過小報告されている。ある研究では、Beckうつ病調査票（Beck Depression Inventory: BDI）における自己申告症状は年齢とともに減少したが、観察者の客観的な症状の比率はBDIと年齢が正の相関を示した（Lyness *et al.*, 1995）。

DSM-IVに定義されている大うつ病の中核的な症状は若年患者も高齢患者も同様である（表4）。診断には、すべての症状の存在は必要ないが、抑うつ気分もしくは興味の喪失のいずれかが存在し、少なくとも5つの症状が2週間以上存在しなければならない。

気分変調症における症状もまた高齢者と若年者で同様である。症状には、睡眠もしくは食欲の障害、気力の低下、自尊心の低下、集中力低下、絶望感が含まれる。気分変調症の診断には、これらの症状が2年以上の期間存在していることが必要である。

うつ病の症状は高齢者も若年者も同様であるが、状態の表現は異なるかもしれない。人口および集団研究では、高齢患者が若年患者に比べて身体的愁訴が多く、希死念慮、気力の低下、緊張やいらいら感を訴えることが多いと報告している（Koenig *et al.*, 1993; Girling *et al.*, 1995）。ある研究では、高齢うつ病の外来患者の約60％に身体症状へのとらわれがみられたとしている（Gurland and Cross, 1982）。

2. 高齢うつ病の診断

高齢うつ病の診断を手助けするために、いくつかの心理学的スクリーニング検査が用いられている。これにはハミルトンう

表4
大うつ病のDSM-IVにおける診断基準
(American Psychiatric Association, 1994)

心理的
- 抑うつ気分
- 興味および快楽の顕著な減少
- 無価値観
- 自殺念慮

身体的
- 疲労
- 食欲の減退または増加
- 不眠または睡眠過多

精神運動
- 制止あるいは焦燥

認知
- 集中力や決断力の低下

つ病評価尺度（Hamilton Depression Rating Scale: HDRS）やBDI，さらに老年うつ病尺度（Geriatric Depression Scale: GDS）(Sheikh et al., 1986) などが含まれる。HDRSとBDIは臨床家によって評価される症状特定の評価システムである。どちらも高齢患者のために作成されたものではない。これとは対照的にGDSは高齢患者によって自己評価するものとして特異的に意図され作成されたものである（Yesavage et al., 1983）。このGDSの元来の形式は，30の単純なイエス・ノー形式の質問から作られており，高齢のうつ病患者と非うつ病者を84％の感度と95％の特異性で鑑別できる（Sheikh et al., 1986）。また，GDS

表5
老年うつ病尺度（GDS）（Sheikh et al., 1986）

この1週間にどのように感じたか最良の返答を選んでください。
1. 自分の生活に満足していますか？　はい／いいえ
2. これまでやってきたことや興味があったことの多くを，最近やめてしまいましたか？　はい／いいえ
3. 自分の人生にむなしいものを感じますか？　はい／いいえ
4. 退屈と感じることが，よくありますか？　はい／いいえ
5. 普段は気分のよいほうですか？　はい／いいえ
6. 自分に何か悪いことが起こるかもしれないという不安がありますか？　はい／いいえ
7. あなたはいつも幸せと感じていますか？　はい／いいえ
8. 自分が無力と感じることがよくありますか？　はい／いいえ
9. 外に出て新しい物事をするよりも家にいるほうがよいですか？　はい／いいえ
10. ほかの人に比べて記憶力が落ちたと感じますか？　はい／いいえ
11. いま生きていることをすばらしいことだと思いますか？　はい／いいえ
12. 自分の現在の状態は，全く価値のないものと感じますか？　はい／いいえ
13. 自分は活力に満ち溢れていると感じますか？　はい／いいえ
14. いまの自分の状況に希望がないと感じますか？　はい／いいえ
15. ほかの人はあなたより，恵まれた生活をしていると思いますか？　はい／いいえ

それぞれの質問の解答が以下の場合，1点と加算する。
スコア5点以上はうつ病である可能性を示す。
1. いいえ　2. はい　3. はい　4. はい　5. いいえ　6. はい　7. いいえ
8. はい　9. はい　10. はい　11. いいえ　12. はい　13. いいえ
14. はい　15. はい

は認知障害のある患者においても認知障害のない患者と同様に有用であることが示されている (Burke et al., 1992)。GDSは高齢患者の集中力困難や疲労の問題を避けるため、その後15の質問に短縮化された（表5）。

3. 仮面うつ病の問題

高齢うつ病患者は時にうつ病代理症とされる非定型な徴候を呈することがある (Ruegg et al., 1988; McCullough, 1991)。これには次のようなものが含まれる。

- 認知障害
- 疼痛症状
- 身体化症状
- 不安感やいらいら感
- アルコール乱用

身体症状が優勢な抑うつ状態は「仮面うつ病」と称されてきた (Kielholz, 1973; López-Ibor, 1991)。主要な症状は次のようなものがあげられる。

- 痛みや疼痛
- めまいや視覚異常あるいはアカシジアなどの神経学的兆候
- 胃腸障害
- 呼吸困難
- 頻脈や動悸などの心血管系の訴え
- 排尿困難や頻尿
- 高度な認知障害
- 精神病症状

仮面うつ病は明らかなうつ病と同様に一般的であるとする確証がある (Kielholz, 1973; Lesse, 1983)。プライマリーケア医

の診察を受けた患者の10‐18%にうつ病が存在すると推定され，その約半数が仮面うつ病であった（Kielholz, 1973）。仮面うつ病は，あらゆる年齢において起こるが，中年以降で最も多い。また，他のうつ病に比べて，認識されずに長期間無治療のままとなっていることが多い（Lesse, 1983）。仮面うつ病の多くの症状が年齢に関連した病状，例えばリウマチ，前立腺肥大，脳循環不全などの典型的な症状を呈することは紛れもない事実である。これは高齢のうつ病者において，うつ症状が見逃がされ治療されないことに影響を与える重要な要因である。

仮面うつ病の診断には表出症状に対する注意深い評価が求められる（López-Ibor, 1991）。まず，うつ病が存在する可能性を認識することが必要であり，症状が抑うつ的な特性をもつか詳細に分析検討されるべきである。患者の詳細な病歴は有用であり，症状発現前の状態と比較するために例えば睡眠や食欲の障害といった症状の影響を明らかにする。

さらに，身体的な訴えや睡眠障害は一般的に若年患者に比べ高齢患者において多く，プライマリーケアにおいて60歳以上の患者で睡眠障害の治療を受けている患者は40–60%に及ぶと推定されている（Krebs-Roubicek and Holsboer-Trachsler, 1994）。

4．高齢者における薬剤性うつ病

高齢者に用いられる多くの処方薬あるいは店頭販売の薬剤がうつ病あるいはそれに類似した症状を引き起こす可能性がある（表6）。このようなうつ病は比較的稀であるが，若年者に比べて，多剤の投与を受けている高齢者では，その危険が高まる（Reynolds, 1995）。薬剤の変更は，患者がある期間使用していた薬を継続するよりも，うつ病を引き起こす可能性がある（Rothschild, 1996）。

表6
高齢うつ病と関連するいくつかの薬剤 (Reynolds, 1994より引用)

消炎鎮痛剤
- インドメタシン
- フェナセチン

抗菌剤
- スルフォンアミド
- グラム陰性菌に対する効果のあるいくつかの抗生物質

降圧剤
- メチルドーパ
- プロプラノロール
- プラゾシン

中枢神経系に作用する薬剤
- レボドパ
- ジアゼパムや他のベンゾジアゼピン系薬剤
- ハロペリドール
- アルコール

ホルモン剤
- エストロゲン製剤
- プロゲステロン
- 副腎ステロイド

その他
- 抗がん剤

表7
高齢うつ病の鑑別診断 (Reynolds, 1994)

- 他の一般身体疾患ないし神経疾患によるうつ病
- 処方薬や大衆薬の使用によるうつ病
- 死別,とくに病気などの悪化による死別あるいは心的外傷後ストレス
- 気分変調症
- 不安障害,とくに全般性不安障害やパニック障害
- 混合性不安抑うつ障害
- 小うつ病や準症候的なうつ病
- 慢性的な原発性不眠症
- 身体化障害や身体表現性障害
---

5. 高齢うつ病の鑑別診断

高齢うつ病の鑑別診断は,うつ病が身体疾患やその治療に伴う場合あるいは死別によったり,不安障害と関連して起こる可能性があり複雑である(表7)。

(1) うつ病と身体疾患

慢性の身体疾患の可能性は年齢とともに高まるため,身体疾患は高齢うつ病患者によくみられる(Rothschild, 1996)。ある地域調査によると,治療を受けている高齢うつ病患者の約50%が同時に身体疾患を持ち,慢性的な薬物治療を受けていた。60歳以降発症のうつ病では若年発症の高齢うつ病患者より高率に身体疾患がみられる(Alexopoulos, 1990)。身体疾患そのものがうつ病を引き起こす可能性があり(Ouslander, 1982; Kukull et al., 1986),治療反応性や再発の危険性などの予後の悪さと関連している(Murphy, 1983; Baldwin and Jolley, 1986)。

パーキンソン病，痴呆，脳血管障害，心筋梗塞，聴力障害などの身体疾患はうつ病を伴うことが多い（Alexopoulos, 1990; Verhey and Honig, 1997）。しかしながら，うつ病と身体疾患の合併は，特定の身体的状態に特異的なものではない（Eastwood and Corbin, 1986）。

（2）うつ病と死別

抑うつ症状は死別後によくみられ，その重症度は喪失の突然さ，準備の程度，故人と患者との関係と関連する。短期反応は通常予後良好であり期間的にも限定されている。しかし，死別後2-3カ月も抑うつ症状を呈する多くの高齢者は少なくとも1年間抑うつ的である可能性がある（Zisook et al., 1994; Reynolds, 1995）。ある研究では，配偶者との死別後24%が2カ月たった時点でうつ病エピソードの診断基準を満たし，7カ月の時点では23%，13カ月の時点では16%であった。各々の時点でうつ病エピソードの発現率は同年齢の配偶者が存命しているものより有意に高かった（Zisook and Shuchter, 1991）。正常の悲嘆に比べてうつ病の症状は以下のような特徴がある。

- 死別の時に残された者が行ったあるいは行わなかった行為以外の事象についての罪責感
- 残された者が，自分が死んだ方がよかったあるいは亡くなった人とともに死ぬべきだったと考えること以外の死に関する思考
- 病的な無価値観
- 著明な精神運動抑制
- 長期化する著明な機能不全
- 故人の声を聞いたり姿を想像すること以外の幻覚体験
 （American Psychiatric Association, 1994; Rosenzweig et al., 1997）

表8
高齢患者における不安障害とうつ病の症状の鑑別点（Rothschild, 1996）

- 快楽または興味の消失
- 疲労
- 体重や外見の変化
- 悲哀気分
- 過度な罪責感
- 早朝覚醒

（3）うつ病と不安障害

大うつ病と不安障害はしばしば同時に起こる（Coryell, 1990）ので，両者を鑑別することは重要である。不安障害とうつ病は快楽および興味の消失，疲労，体重や外見の変化などの症状から区別される（表8）。また，うつ病患者は早朝覚醒と再入眠困難があるが，不安障害患者では入眠困難が多く，通常早朝覚醒はみられない。

（4）うつ病とパーキンソン病

パーキンソン病患者におけるうつ病の有病率は一般人口におけるものより高く，25-70％の範囲で平均43％とされている（Cummings, 1992）。しかし，パーキンソン病患者におけるうつ病は認知障害や運動障害の影響から診断することが難しい。

うつ病とパーキンソン病との関連を説明するいくつかの仮説が提言されている。あるものはうつ病は慢性的な身体障害疾患の反応であるとし，一方あるものは特異的な生化学的障害，とくにドーパミン系ないしセロトニン系の障害がうつ病の発現を担っているとしている。

(5) うつ病と痴呆

　痴呆という用語は記憶や抽象的な思考，注意，視空間機能の障害を伴う認知の持続的な悪化で，これらは明らかな社会的障害，性格および行動の変化と関連づけられる（American Psychiatric Association, 1994）。うつ病と痴呆はしばしば同時期に発現し，アルツハイマー病患者の約10-30%が大うつ病の診断基準を満たし，軽度から中等度の痴呆とうつ病が同時期に発生する割合は19-86%と報告されている（Lundquist et al., 1997）。若干の記憶および集中力の低下が高齢者では一般的であるが，この場合は通常日常生活動作を明らかに障害することはなく，多くは痴呆の診断基準を満たさない。しかし，ある場合には認知の変化が気分の変化による直接的な結果であり，うつ病が痴呆，いわゆる仮性痴呆といわれる状態を呈することがある（Lundquist et al., 1997）。真性の仮性痴呆は稀であるという確証もあり（Emery and Oxman, 1992; O'Connor, 1994），抑うつと認知障害を持つ多くの高齢患者は実際には初期の痴呆に罹患している。

　うつ病と初期の痴呆の区別は，両者とも認知および行動，日常生活動作に影響を与えることから問題となっている。詳細な病歴，身体的検査，適切な臨床検査が両者の鑑別に有用である（Lundquist et al., 1997）。うつ病と痴呆には多くの症候学的な相違点がある（表9）。大うつ病における記憶障害は注意および集中，処理の速度の低下などであるが，著明な記憶障害，視空間失認，徘徊などは原発性のうつ病患者においては稀である（Lundquist et al., 1997）。同様に痴呆における神経学的徴候，例えば失語や失行などは痴呆疾患を伴わないうつ病では出現しない。認知障害を伴わないうつ病患者と可逆性の痴呆を伴ううつ病患者を比較すると，可逆性の痴呆を伴ううつ病患者では，運動抑制，絶望感，妄想，離人症の頻度が高い（Alexopoulos et al., 1993）。

表9
うつ病と痴呆の症候学的な相違点（Lundquist *et al.*, 1997から引用）

痴呆	うつ病
家族は早期には病気と気付かない	家族は通常病気と気付く
潜行性の発症	発症は推定でき，より急性である
症状の期間が長い	症状の期間が短い
うつ病の家族歴がない	うつ病の既往歴がしばしばある
患者は認知障害を自覚していない	患者は認知障害を訴える
患者は自己の病状に関心を抱いていない	患者は自己の病状に関心を抱いている
患者の訴えが曖昧である	患者は詳細を訴える
患者は遂行したことを強調する	患者は失敗を強調する
患者は課題に取り組もうとする	患者は課題に取り組むことがほとんどできない
夜間ないし見慣れぬ場所での失見当識（夕暮れ症候群）	夕暮れ症候群はない
質問に対するニアミス的返答	わからないという返答が一般的である
心理学的課題での稚拙な結果	心理学的課題でのある程度の遂行能力
失認や失行がある	失認や失行はない
言葉の繰り返し	適切な言葉
特徴的な気分は抑うつでない	しばしば抑うつ気分が優性
罪責感がない	罪責感が多い

痴呆は若年発症のうつ病より高齢発症のうつ病とより密接な関連があるとする確証があり（Alexopoulos et al., 1993），そのうつ病は痴呆の初期徴候であるかもしれない（Lundquist et al., 1997）。例えば，後ろ向き研究では，うつ病と焦燥は痴呆患者の約40％の初期徴候であるとの報告があり，一方前向き研究では，抑うつ症状と軽度の認知障害の合併は痴呆発症の高い危険性と関連していることが見出されている（Verhey et al., 1995）。うつ病の入院患者の研究では，可逆性の痴呆を呈した患者は痴呆のない患者に比べて，うつ病の発症がより高齢であり，高齢発症のうつ病患者の39％が2年以内にアルツハイマー病に移行していた（Alexopoulos et al., 1988）。同様に183例の連続した入院患者の研究では，可逆性の痴呆を伴ううつ病群は，うつ病だけの群と比較して，有意に発症が高齢であった（うつ病だけの群の平均発症年齢56.0歳に対し，可逆性痴呆を伴ううつ病群は65.1歳）。可逆性の痴呆を伴う患者のうつ病の発症年齢は，非可逆性の痴呆を伴う患者とほぼ同一であった。このような知見は，高齢発症のうつ病が異種性のものであり，かなりの患者において，痴呆疾患の一部を形成していることを支持している。このような視点に立てば，初期に可逆性の痴呆を呈した高齢発症のうつ病は，進行性の認知低下の経過をたどり，結果として非可逆性の痴呆となるであろう（Alexopoulos et al., 1993）。また，うつ病は初期の痴呆患者の一部では認知低下に対する自己認識を含む心理的な反応によって引き起こされるのかもしれない（Miller, 1989）。

（6）うつ病と脳血管障害

うつ病は脳卒中患者において非常によくみられる精神障害であり，その頻度は25-50％とされている（Robinson and Travella, 1995）。DSMによる大うつ病は，より左前頭部の虚血性病変と関連があり，気分変調症は右半球の後部病変と関連し

ている (Verhey and Honig, 1997)。

　うつ病は脳卒中患者の日常生活動作や，リハビリテーションの予後を障害する。中枢におけるアドレナリン経路に作用するデシプラミンに対する成長ホルモンの反応が脳卒中後うつ病の患者では低下しており，少なくともアドレナリン機能の減弱が脳卒中後うつ病のひとつの要因であるという確証も存在する (Barry and Dinan, 1990)。

(7) うつ病と心筋梗塞

　うつ病は冠状動脈疾患の患者においてしばしばみられ，とくに心筋梗塞後の患者における有病率は，大うつ病が25–30%，小うつ病が25%と報告されている (Frasure-Smith et al., 1993; Ladwig et al., 1994；Honig et al., 1996；Lespérance et al., 1996)。心筋梗塞後のうつ病は心臓合併症，例えば心筋梗塞の再発，不整脈，心室細動や突然死の危険性の増加と関連しているだけでなく，冠動脈バイパス手術のようなさらなる侵襲の必要性の増加とも関連している。ある研究によると，心筋梗塞後の死亡率は，うつ病患者では非うつ病患者に比べて5倍も高いとしている (Frasure-Smith et al., 1993)。このような予後の不良と関連しているにもかかわらず，心筋梗塞患者のうつ病はしばしば診断されず，治療されないままになっている。これは，生命の危機的状況に対する当然の心理的反応とみなされ，抗うつ薬の治療対象とされないことが多い。さらに，三環系抗うつ薬による心血管系の副作用が心血管系疾患を持つ患者を未治療にしている (Roose et al., 1991; Frasure-Smith et al., 1993)。

(8) うつ病と難聴

　うつ病と難聴との関連を示唆するいくつかの確証がある。高齢者では難聴の頻度が高いため，この問題は高齢患者でよりいっそう重要である (Alexopoulos, 1990)。難聴は，高齢うつ病

においては発症が若年よりも高齢の場合に多く,妄想を持つ患者が妄想を持たない患者より多いという報告がある(Meyers and Greenberg, 1986)。

6. 身体疾患を合併するうつ病の治療

最近の研究では身体疾患を合併する患者に対してうつ病の治療を行うことは有効であり,過度な身体的障害を明らかに低下させるとともに機能を改善させることが示唆されている(NIH Consensus Statement, 1992; Lebowitz et al., 1997)。しかし,このような治療においては利益―損失比率を注意深く評価する必要がある(Stoudemire et al., 1995)。高齢患者ではより多彩な薬物治療を受けていると考えられ,抗うつ薬との薬物間相互作用の危険性が増大する(Salzman and Hoffman, 1983)。さらに,年齢に比例した除脂肪体積の減少,肝機能や腎機能の低下による薬物の排泄時間の延長と,それに伴う副作用の長期化の危険性が増大する(Salzman, 1993 ; Naranjo et al.,1995)。したがって,抗うつ薬の副作用がとりわけ身体疾患を持つ高齢者にとって重要な問題となる。三環系抗うつ薬は,例えば心臓の伝導系に対してキニジン様作用があり,このことが心疾患を持つ患者においては不整脈の危険性を増大させる(Naranjo et al., 1995; Stoudemire et al., 1995)。同様にモノアミン酸化抑制剤(MAOIs)による薬物間相互作用は高血圧の危機を招き,心血管系および脳血管疾患を持つ患者の脳出血の危険性を増大させる(Stoudemire et al., 1995)。

V. 高齢うつ病の経過

 若年患者と同様に高齢者のうつ病は慢性化し再発しやすい。高齢者のうつ病は若年成人に比べ，予後がより不良であることが広く認識されている（Baldwin and Simpson, 1997）。一方で，現在では高齢患者の予後は，効果的な治療により若年者とほとんど変わらず，一概に予後不良とはいえないといったいくつかの確証も存在する。しかしながら，高齢者のうつ病は頑固な残遺症状や高い死亡率とも関連している。

1. 高齢患者の予後研究

 高齢患者における研究では明確なうつ病エピソードの後，約75％の患者が完全ないし部分的な寛解を示すという（Baldwin and Jolley, 1986; Baldwin, 1991）。しかし長期観察における予後は，好ましいものとはいえない（Burvill et al., 1991b; Brodaty et al., 1993）。9つの研究報告のメタ解析では，23カ月以内の短期間および24カ月以上の長期間の双方において約60％の高齢患者が寛解ないし病相の間歇期にあった。60歳以上の患者1,736例を少なくとも1年以上観察したデータをメタ解析した

最近の研究結果では，病院で治療を受けている患者の60%が寛解ないし再燃からの回復期にあり，14-22%が依然としてうつ病の状態にあった。地域において治療されている患者では，19-34%が寛解し，27%が依然としてうつ病の状態にあり，残りの多くは死亡していた（Cole and Bellavance, 1997）。

(1) 予後不良の危険因子

　高齢うつ病は若年うつ病とうつ病の経過が異なるといういくつかの確証がある（Verhey and Honig, 1997）。例えば，50歳以上の発症でうつ病エピソードが3回以上あるものでは再発の危険も高まる。予後不良と関連した危険因子は表10に示した。女性であることや重症のうつ病であることがとりわけ予後不良と関連している（Livingston et al., 1997）。

　うつ病の発症年齢が慢性化の危険因子であるという確証がいくつか存在する。しかし年齢と再燃の比率についての関連は明らかではない（Zis and Goodwin, 1979；Alexopoulos et al., 1996）。高齢患者における研究では，再燃の割合は若年者より低いとの報告もある（Keller, 1985；Baldwin and Jolley, 1986）。しかし，高齢患者の場合は，高い死亡率，慢性化，さらに施設入所などによって再燃率自体が低く捉えられている可能性があり，高齢患者と若年患者では再燃の仕方が異なるのかもしれない（Alexopoulos, 1990）。いくつかの縦断的研究において（Zis and Goodwin, 1979；Keller, 1985）高齢発症のうつ病では再燃の危険が高まることが示されている。しかし，これらの研究は，比較的中年人口によって構成されており，超高齢患者にそのまま当てはめることはできないかもしれない（Alexopoulos, 1990）。発症年齢が高まるにしたがって慢性化の危険性が高まるということは，高齢発症のうつ病患者が，慢性疾患の高い有病率をともなう異種性のものであるという事実に関連しているのかもしれない。

表10
予後不良と関連する危険因子
(Baldwin and Simpson, 1997 ; Livingston et al., 1997)

一般因子
- 女性
- 中枢器官の病理学的問題の存在
- 深刻な身体健康問題の先行
- 予期せぬ健康上の出来事

疾患関連因子
- 回復の遅延
- うつ病がより重症
- 症状が2年以上の期間存在
- 過去に3回以上のエピソードがある*
- うつ病の発症年齢（矛盾した確証）
- 気分変調症の既往

* 慢性化というより再発の危険因子

（2）高齢患者におけるうつ病と死亡率

死は未治療のうつ病に伴う最も深刻な結果である。近年報告された総説では，高齢うつ病患者における死亡率は8-34％と報告されている（Baldwin and Simpson, 1997）。この割合は予想されたものより高く，なかには心血管系疾患が原因となっているものが含まれているのかもしれないが，身体疾患による死亡率を加味した場合でも，うつ病患者の死亡率は高かった（Murphy et al., 1988）。高齢うつ病患者で死亡率が増加する要因としては，以下のものがあげられる。

- 身体疾患の合併
- うつ病による予期せぬ病気の発現
- 精神運動抑制を引き起こすような抑うつ疾患の影響
- 低血圧や不整脈などの抗うつ薬治療による有害事象
- 免疫力低下などの生物学的影響
- 例えば心筋梗塞などによって治療ができない場合

(O'Brien and Ames, 1994; Baldwin and Simpson, 1997)

　さらに，自殺は高齢うつ病の死因の主要な要因であり，その発生率は増加しているように思われる。例えば，アメリカ合衆国で，年齢65歳以上での自殺率は1980から1992年の間に9％以上上昇した（Centers for Disease Control and Prevention, 1996）。とくに，その割合は80–84歳の患者で35％上昇し，85歳以上の白人男性に限っては一般人口の6倍以上であった。全体として高齢患者における自殺率は一般人口の約2倍である（Zisook, 1996）。さらに，自殺企図における既遂の割合は高齢患者では若年患者の2から5倍と見込まれている（Draper, 1996）。自殺の危険因子を表11に示した。

　自殺した高齢者の多くが，死の直前にプライマリーケア医に相談している。ある研究によれば，39％の患者が死の直前1週間以内に家庭医を訪問しており，大多数の患者が，死の前1カ月以内に家庭医に相談を持ちかけている（Conwell, 1997）。しかし，患者は，自殺念慮を医者に十分には伝えられない。患者がプライマリーケアの場で，自殺念慮を伝えることは，精神医療の場におけるよりも少ない（Isometsä *et al.*, 1995）。プライマリーケア医は，患者が表出する悲嘆によって自殺念慮を感じ取ろうとするが，高齢患者とくに男性ではその特徴を見出すのは難しい（Allen-Burge *et al.*, 1994；Gallo *et al.*, 1994）。このことは高齢患者では，抑うつ気分と自殺の意図が，しばしば認識されないでいることを強調するものであり，より確かな優れ

表11
高齢うつ病患者の自殺の危険因子 (Zisook, 1996)

- 自殺企図の既往
- 身体疾患の合併
- アルコール飲酒
- 不安やパニック
- 焦燥
- 絶望感や無価値観
- うつ病に対する適切な治療の欠如

た診断と適切な治療の重要性を示している。すべての抑うつ症状を呈する高齢うつ病患者において，自殺念慮を尋ねることが推奨されている (Callahan *et al.*, 1996)。

VI. 高齢うつ病の管理

1. 高齢者における未治療の問題

うつ病の再発や慢性化の高い危険,うつ病に関連した病気の罹患や死亡にもかかわらず,高齢患者の多くが適切な治療を受けていない。DEPRES研究において,全ての年代におけるうつ病患者の69%が薬物療法を受けておらず,薬物療法を受けている者のなかで,たった25%の患者しか抗うつ薬による治療を受けていなかった(Lépine et al., 1997)。全体として,大うつ病患者の41%,うつ症状を持つ患者の22.5%のみが薬物療法を受けているに過ぎない。6カ国のうち4カ国では,抗うつ薬よりも精神安定剤が頻回に処方されていた。

高齢患者においてうつ病を見逃すことが,未治療となる大きな要因である。前述のように,高齢うつ病患者は,症状の違いや身体疾患によって,しばしば診断が困難となる。さらに,過去には,抑うつは高齢者の当然な状態であり,治療に対する反応が若年者より悪いという誤った考えに基づいて,治療が無意味であるかのような傾向が広まっていた(Baldwin and Simpson, 1997;Blazer, 1997)。しかし,現在では若年者に有

効な治療は，高齢者にも有効であることが明らかになっている（Fraser and Glass, 1980 ; Kramer, 1987 ; Gershon et al., 1988 ; Reynolds et al., 1992)。したがって，うつ病の未治療による潜在的で深刻な結果を招くことを考えると，あらゆるところで適切な治療が提供されるべきである。

2．いつ治療するのが適切か？

　高齢者を含むすべての年代において，大うつ病が治療されるべきであることは，広く受け入れられている（NIH Consensus Statement, 1992)。これは，うつ病エピソードがストレスを引き起こす出来事に関連しているかどうかにかかわらず必要なことである（Zisook, 1996)。また治療は，それほど重症ではない患者にとっても，生活の質の改善，身体疾患の合併や慢性化の危険を減らすことのために必要である（NIH Consensus Statement, 1992)。軽症または中等症のうつ病を加齢による当然な状態と見なしてはならない。

　死別反応に引き続くうつ病についても，症状が2カ月以上続いている場合や機能障害がある重症なときは治療すべきである（Zisook, 1996)。自己完結的で2カ月以内に改善する正常な悲嘆反応は，一般的には治療の必要はない。

　身体疾患に引き続き起きた大うつ病は別の病気とみなし，適切な管理をするべきである（Zisook, 1996)。しかし，明らかに基礎疾患に基づく個別な症状（例えば癌患者における易疲労感や希死念慮）を，治療する根拠はない。

3．高齢うつ病患者の治療の一般原則

（1）治療の目標

　NIH Consensus Statement（1992）によると，高齢うつ病患

者の治療目標として以下のものがあげられる。

- うつ病症状の軽減
- 再燃や再発の危険を減らす
- 生活の質の改善
- 健康の改善
- 医療費と死亡率の減少

(2) 治療の選択

　高齢うつ病患者の管理に利用できる治療は様々である。薬物療法には，三環系抗うつ薬（TCAs），選択的セロトニン再取り込み阻害薬（SSRIs），そしてミルナシプラン，ベンラファキシン，ネファゾドン，ミルタザピンのようなより新しい薬がある（表12および次節）。これらによる治療が管理の中心であるが，精神療法や認知行動療法のような心理学的アプローチもある患者には有用である。さらに，電気けいれん療法（ECT）は，重症で治療抵抗性のうつ病には必要であろう。

(3) 治療期間

　50歳以上の大うつ病は，再発率の高さと関連があり，長期間（可能なら一生）の維持療法が必要である。これは，うつ病エピソードが，生活の質の大きな障害，ホスピタリゼーション，寛解前の長いリハビリテーションと関連がある患者では，とくに重要である（Reynolds *et al.*, 1992, 1995；Verhey and Honig, 1997）。治療は，最初のうつ病エピソードから寛解後6カ月間，その後のエピソードからは，少なくとも12カ月間継続するべきである（NIH Consensus Statement, 1992）。維持期では，急性治療で効果のあった薬物量を続けると再発の危険性が減るという証拠がある。すなわち，寛解を導いた量で維持した患者の80％が長期間寛解状態で経過した（NIH Consensus

表12
高齢うつ病患者の治療に使用されている薬物

- 三環系抗うつ薬(デシプラミン,ノルトリプチリンなど)
- 選択的セロトニン再取り込み阻害薬
  (フルオキセチン,セルトラリン,パロキセチンなど)
- モノアミンオキシダーゼ阻害薬(フェネルジンなど)
- 可逆性モノアミンオキシダーゼA型阻害薬(モクロベマイドなど)
- ミルナシプラン
- ベンラファキシン
- ネファゾドン
- ミルタザピン
- ミアンセリン

Statement, 1992)。

4. 高齢うつ病の薬物療法

(1) 高齢患者の薬物療法でとくに考慮すべき点

　高齢患者では,薬物間相互作用の危険性や薬物動態の加齢による変化が副作用に対する感受性を増加させるために,抗うつ薬の選択には注意が必要である。したがって,理想的な薬剤は,薬物や活性代謝産物の蓄積の危険性を少なくするために,相対的に半減期が短いものである(表13)。さらに,短期および長期の治療を有効なものにするために,高齢者に使用する抗うつ薬は,良好な忍容性と過剰投与における安全性が求められる。

表13
高齢患者に使用する理想的な抗うつ薬の特徴

- 良好な忍容性
- 1日1回投与に適する
- 過剰投与でも安全
- 身体疾患合併患者にも適する
- 薬物間相互作用が少ない
- 短期および長期治療において有効
- 利益対危険率が満足すべきもの

●薬物動態

加齢による薬物動態の変化を以下に示す。

- 胃腸の運動の低下による経口投与後の吸収の遅延
  (Reidenberg, 1982)
- 全体脂肪量の増加による,脂溶性薬物の分布量の増加
  (Borkan et al., 1983)
- 血中蛋白に結合する薬物の減少 (Abernethy, 1992)
- 肝機能の低下による血中濃度の上昇や排泄の遅延
  (Tumer et al., 1992)
- 腎機能の障害による薬物や活性代謝産物の排泄の遅延
  (Tumer et al., 1992)

経口投与薬の吸収の加齢変化は臨床上問題になることは少ない (Tumer et al., 1992)。しかし,高齢者においては,肝や腎の障害による薬物や活性代謝産物の排泄の低下が有害事象の危険性を増加させる。結果として,治療は低用量で開始し,潜在的な有害作用に注意しながら緩徐に増量すべきである (Naranjo et al., 1995)。

●薬物間相互作用

一般的に高齢患者は6-8種類の薬物を服用している

(Salzman and Hoffman, 1983)。したがって,抗うつ薬治療中の薬物間相互作用の危険性が増加する。潜在的な薬物間相互作用には,吸収や排泄の障害,あるいは血中蛋白から薬物が置換されることによって血中濃度が上昇することが含まれる。例えば,これらの相互作用には,シメチジンのような薬剤がチトクロームP450を抑制した結果,TCAsやSSRIsの濃度を変化させるような現象が含まれる(Stoudemire *et al.*, 1995)。さらに,有害作用を導く薬物間相互作用も起こりうる(Salzman *et al.*, 1995)。例えば,モノアミンオキシダーゼ阻害薬と交感神経遮断薬は,潜在的に致死的な高血圧を引き起こす可能性がある。

(2) 三環系抗うつ薬 (TCAs)
●効果

三環系抗うつ薬(TCAs)は最も広く用いられている抗うつ薬であるが,高齢者においてプラセボを用いた治験は相対的に少ない(Georgotas *et al.*, 1987 ; Rockwell *et al.*, 1988)。それらの治験では,プラセボよりも優れた効果が示されている(NIH Consensus Statement, 1992)。しかし,高齢者に対する有用性は副作用によりかなり限定される。

●忍容性

TCAsの効果は,ノルアドレナリンとセロトニンの再取り込み阻害によるものと考えられているが,アドレナリン,コリン,ヒスタミン受容体にも結合し,広範囲な副作用が出現する(表14)。このことが,全年齢層におけるコンプライアンスの悪さの大きな原因となっている(Montgomery and Kasper, 1995)。これらの副作用は,高齢者でより出現しやすいので,TCAsを使用するにあたっての大きな障害になっている。とくに,問題となる副作用は以下の通りである。

TCAsは心臓の伝導時間や起立性低血圧のような一連の心血管系に対する副作用を有している。伝導時間の延長は,2度の

表14
TCAsの副作用

心血管系
- 心電図変化
- 不整脈
- 起立性低血圧
- 頻脈
- 失神

抗ムスカリン作用
- 口渇
- 目のかすみ
- 便秘
- 排尿困難
- 認知障害

抗ヒスタミン作用
- 眠気

心ブロックを有するような心臓の異常を持つ患者では，不整脈を生じさせる（Roose et al., 1987；Glassman and Roose, 1994）。同様に，最も一般的な心血管系の副作用である起立性低血圧は，低血圧または心ブロックを有する患者では増加する（Glassman et al., 1983；Rizos et al., 1988）。さらに，起立性低血圧は，高齢者において骨折のような外傷の原因である転倒を引き起こす（Ray and Griffin, 1991）。

　TCAs自体の心血管系への影響に加え，その水溶性代謝物もまた心血管性合併症を引き起こす可能性がある。それらの代謝物はキニジン様の心毒性と関係がある（Young et al., 1985；Nelson et al., 1988；McCue et al., 1989）。また，腎機能障害が

ある高齢者の場合，その濃度が上昇する可能性がある（Kutcher *et al.*, 1986）。

TCAsの心血管系作用は，より新しい薬物に比べて過剰投与による危険が高い。それは，相対的に少量でも致死的になる可能性があるからである（Crome, 1986）。

- TCAはヒスタミンH_1受容体に作用して鎮静作用を示すが，転倒や他の外傷の危険性が増す（Ray and Griffin, 1991）。
- ムスカリン受容体に対する抗コリン作用は，口渇，目のかすみ，頻脈，便秘，そして前立腺疾患を持つ高齢者にとって問題となる排尿困難といった様々な副作用の原因となる（Naranjo *et al.*, 1995）。
- TCAsの中枢性抗コリン作用は，行動の変化を伴う認知障害やせん妄と関連がある（Francis *et al.*, 1990；Meyers 1992；Sherwood and Hindmarch, 1993）。TCAsの投与に関連した錯乱は，高齢患者の外傷事故の重要な危険因子である（Ray *et al.*, 1992）。

これらの理由から高齢者に対するTCAsの使用は勧められない。デシプラミンやノルトリプチリンのような2級アミンは，起立性低血圧（Glassman and Roose, 1994）や認知障害（Riedel and van Praag, 1995）を全く引き起こさないわけではないが，アミトリプチリンやイミプラミンのような3級アミンよりも発現頻度が低いために忍容性に優れている。同様に，ロフェプラミンは心血管系作用や抗コリン作用による危険性（Rickels *et al.*, 1982; Leonard, 1987）や過剰投与時（Reid and Henry, 1990）の危険性が他のTCAsよりも少ない。したがって，これらの薬物は，3級アミンに比べて高齢者に対する危険性が少ない（NIH Consensus Statement, 1992）。しかし，より良好な忍容性を要する症例では，三環系ではない抗うつ薬が必要となる。

(3) 選択的セロトニン再取り込み阻害薬
●効果

SSRIsの比較研究によると，高齢患者において大体60-80%に反応があり，TCAsと同程度であることが示されている（Cohn et al., 1990；Hutchinson et al., 1991；Rahman et al., 1991；Samuelian, 1991；Dunner et al., 1992）。高齢患者におけるフルオキセチンのプラセボ比較試験（Tollefson and Holman, 1993）では，有効ではあったものの，その効果は多くのTCAsの治験と比べて少なかった。プラセボ比較試験において高齢患者におけるシタロプラムの有効性が報告されている（Nyth and Gottfries, 1990；Nyth et al., 1992）。重症うつ病で心疾患を合併するような入院患者において，フルオキセチンはTCAであるノルトリプチリンよりも効果が劣るという報告がある（Roose et al., 1994）。この結果は再試験が必要である，というのはTCAsの多くの比較試験では比較的健康な外来患者が用いられており，身体疾患を有する患者のデータはほとんどないからである（Newhouse, 1996）。しかし，これらの結果は，SSRIsがTCAsの効果より若干劣るという若年の大うつ病患者の研究（Danish University Antidepressant Group, 1986, 1990）や，比較試験のメタ解析の研究（Anderson and Tomenson, 1994）と一致するものである。

●忍容性

SSRIsはTCAsに比べ高齢患者の忍容性については大きな長所を持っている。それらはセロトニンの再取り込みに対して選択的に作用するので，TCAsにみられるような心血管系や抗コリン性の作用がない。その結果，SSRIsは高齢患者に対して，一般的により忍容性が高い（Cohn et al., 1990；Dunner, 1994；Lebowitz et al., 1997）。しかし，その薬理学的特性に関連して，吐き気，嘔吐，下痢といった胃腸障害，頭痛や不眠といった副作用が多い。吐き気は全てのSSRIsで報告されている

が (Skerritt et al., 1997)，その他の副作用の頻度や重症度は薬物によって様々である。眠気はパロキセチンにおいて多く (Guillibert et al., 1989)，フルオキセチンではいらいら感の出現頻度が多い (Wernicke, 1985)。SSRIsは認知障害を引き起こさない (Kerr et al., 1991 ; Sherwood and Hindmarch, 1993)。また，心電図異常や心機能障害の既往があっても，心血管系の有害作用がない (Evans and Lye, 1992)。重要なことは，SSRIsは過剰投与においても安全なことである。

SSRIsの薬物動態特性は非常に多様である。これは，薬物の臨床的な相違をもたらしている。例えば，フルオキセチンの半減期は2-4日であり，活性代謝物であるノルフルオキセチンの半減期は7-15日である (Benfield et al., 1986 ; Bergstrom et al., 1988)。対照的に，パロキセチンとセルトラリンの半減期は，およそ1日あるいはそれ以下であり (Pages et al., 1988 ; Kaye et al., 1989)，その際不活性ないしより活性の低い代謝物に変換される。SSRIsはチトクロームP450の阻害も多様であるため，薬物間相互作用も様々である。フルオキセチンやパロキセチンは2D6アイソザイムの強力な阻害薬であり，以下のような多くの薬物の代謝に関係がある。

- エンカイニドやフレカイニドのような抗不整脈薬
- メトプロロール，プロプラノロール，チモロールのようなβ-遮断薬
- クロザピンやハロペリドールなどの抗精神病薬

したがって，SSRIsと同時に投与する場合，これらの薬物の調節が必要である (Newhouse, 1996)。シタロプラムはその半減期，またチトクロームP450に対する作用がないので，とくに高齢者に適したSSRIであることが示唆されている (Nyth et al., 1990, 1992)。

（4）モノアミンオキシダーゼ阻害薬

●非可逆性モノアミンオキシダーゼ阻害薬

フェネルジンやトラニルシプロミンのような古典的なモノアミンオキシダーゼ阻害薬は，ノルアドレナリン，セロトニン，ドーパミンの代謝をシナプス間隙において阻害する。これらの薬剤は高齢患者において有効であることが示されているが，夜間の不眠や日中の過鎮静（Teicher et al., 1988），また，その他の薬剤や高血圧性クリーゼを引き起こす可能性のあるチラミンを多く含む食物とのあいだに相互作用がある（Marks, 1965）ために，その有用性は制限されている。その結果，これらの薬剤は，通常他の治療薬に反応しない患者に対するセカンドラインの治療とされることが多い（Naranjo et al., 1995；Rothschild, 1996）。これらの薬剤は，責任が持てて，注意を受け入れられるような患者や，治療を注意深く観察できる入院中の患者のみに適している（Salzman et al., 1995）。

●可逆性モノアミンオキシダーゼA型阻害薬

可逆性モノアミンオキシダーゼA型阻害薬（RIMAs）は，特異的にA型の酵素のみを阻害するため，食事制限は不必要であり薬物間相互作用の危険は低い（Nair et al., 1995a）。最も広範な研究がなされているのは，モクロベマイドであり，その効果はTCAsや新規抗うつ薬と同等であり（Tiller et al., 1990；de Vanna et al., 1990; Bocksberger et al., 1993），忍容性はTCAsよりも優れていることが示されている（Baumhackl et al., 1989；Pancheri et al., 1994；Nair et al., 1995b）。最も一般的なモクロベマイドの副作用は，口渇，睡眠障害，頭痛，吐き気，めまいであり，高齢患者においても少なくとも若年者と同等の忍容性があると思われる（Nair et al., 1995 a and b）。

(5) セロトニン-ノルアドレナリン再取り込み阻害薬
●ミルナシプラン

　ミルナシプランはセロトニン-ノルアドレナリン再取り込み阻害薬（SNRI）であり，両方の神経伝達物質の再取り込みを同等に阻害し，その他の受容体には有意な影響を与えないことがわかっている（Moret *et al.*, 1985）。高齢者を含む様々な患者群を用いた治験において，ミルナシプランはTCAsより明らかに忍容性に優れ（Kasper *et al.*, 1996； Puech *et al.*, 1997； Tignol *et al.*, 1998），SSRIsよりも吐き気，下痢，低血圧の発生が低いことが示されている（López-Ibor *et al.*, 1996）。しかし，ミルナシプランに特徴的な副作用である排尿困難がみられることがある（Puech *et al.*, 1997）。

●ベンラファキシン

　ベンラファキシンはドーパミンの再取り込みに限局的な影響を及ぼすSNRIである（Muth *et al.*, 1986）。今のところ，高齢者に対するこの薬剤の効果のデータはほとんどない。最近の2年間にわたるオープン試験では，65歳以上で反復性うつ病の患者28例中21例が急性期治療に反応を示し，維持治療を受けた。そのうち，20％が単回の再発ですみ，再燃はなかった（Amore *et al.*, 1997）。主要な副作用は，吐き気，眠気，不眠，口渇，めまい，不安そして便秘である（Mendels *et al.*, 1993； Guelfi *et al.*, 1995）。さらに，ある患者では拡張期血圧の持続的な上昇が，とくに高用量で出現しているため，高血圧のコントロールの悪い高齢患者では治療の中断を要するかもしれない（Naranjo *et al.*, 1995）。

（6）その他の抗うつ薬
●トラゾドン

　トラゾドンは実質的にはムスカリン作用のない選択的セロトニン再取り込み阻害薬である。4–6週の短期間の高齢患者にお

ける比較試験は，大うつ病患者に対してTCAsやフルオキセチンまたはミアンセリンと同等の効果を有することが示唆されている（Haria et al., 1994）。起立性低血圧や心室性不整脈のような副作用はTCAsよりも少ないが，鎮静，持続性勃起（とくに50歳以上の患者において），錯乱，記憶障害が問題点としてあげられる。限られたデータであるが，高齢者において古いTCAsに比べて忍容性が高いことが示唆されるものの，SSRIsやその他の新規抗うつ薬との比較試験はほとんどない。したがって，トラゾドンの高齢者に対する治療上の位置付けはいまだ限られているが，不安や不眠，あるいは他の薬剤に忍容性のない患者に対して有用である可能性が示唆されている（Haria et al., 1994）。

● ネファゾドン

ネファゾドンは選択的セロトニン再取り込み阻害薬であり，さらに強力な5-HT_2受容体拮抗薬である（Eison et al., 1990）。一般的な患者群に対する有効性は示されているが（Fontaine et al., 1994），高齢者に対するデータはほとんどない。主要な副作用は，口渇，視覚障害，めまい，眠気そして吐き気である（Fontaine et al., 1994）。抗うつ作用に加え，ネファゾドンは睡眠に対する優れた効果があり（Armitage et al., 1994），高齢患者の一部には有用であろう。

● ミルタザピン

ミルタザピンは，α_2-アドレナリンの自己受容体を阻害することでノルアドレナリンによる神経伝達を増強し，α_2-アドレナリンの異種受容体の阻害を通してセロトニン神経細胞の発火率を増加させることでセロトニンによる神経伝達を増強する（de Boer et al., 1994, 1995；Haddjeri et al., 1995）。そのため，ノルアドレナリンおよび選択的セロトニン抗うつ薬（NaSSA）（Sitsen and Zivkov, 1995）と称されている。高齢患者における比較試験（Hoyberg et al., 1996）において，ミルタザピンとア

ミトリプチリンは同様の症状改善効果を示した（Guy, 1976）。2つ目の研究では，高齢患者の治療においてミルタザピンがトラゾドンよりも治療反応率が高い傾向を認めたが，その差は有意ではなかった（Halikas, 1995）。高齢患者における副作用には口渇と眠気があげられる（Halikas, 1995）。

● **ミアンセリン**

ミアンセリンはα_1-とα_2-アドレナリン受容体および5-HT_2受容体を阻害する（Baumann and Maitre, 1977 ; Pazos *et al.*, 1984）。比較対照試験では，高齢者に対して有効であり忍容性に優れていることが示されている（Altamura *et al.*, 1989）。しかし，高齢患者ではミアンセリンによる治療中に血液の障害を惹起しやすいので注意が必要である（Committee on Safety of Medicines, 1989）。

（7）治療抵抗性うつ病

有効な治療が可能であるのにもかかわらず，高齢患者の多くが，ファーストラインの治療薬に反応しない。治療抵抗性うつ病の有病率はわからないが，多くの研究によると18-40%であることが示唆されている（Baldwin and Jolley, 1986 ; Burvill *et al.*, 1991a ; Hinrichsen, 1992）。前述のように，年齢が慢性うつ病の危険因子であるとするいくつかの確証があり，それは高齢うつ病が多くの合併症と関連した異種性の状態であるという事実を反映している。治療抵抗性の因子には以下が含まれる（Bonner and Howard, 1995）。

- 身体疾患と複数の薬物治療
- 不適切な薬物量
- 痴呆
- 心気的訴え
- 精神病像の存在

約6週間のファーストラインの治療に反応がない患者に対して，3つの治療選択が可能である (Baldwin and Simpson, 1997)。第1に，継続治療をさらに3-6週続けること。この方法は，50％以上の患者を改善するという証拠があるからである (Georgotas and McCue, 1989)。第2に，異なったクラスの抗うつ薬に変更すること。例えば，ある研究では，ノルトリプチリンによる治療に反応しなかった患者の95％がフェネルジンあるいはフルオキセチンに変更することで反応を示した (Flint and Rifat, 1996)。第3は，併用療法である。例えば，フルオキセチンとTCAの併用はTCA単独よりも効果的であるとする証拠がいくつかある。しかし，このような併用は，SSRIsがチトクロームP450を阻害し，TCAsの血中濃度を上昇させるので注意が必要である (Preskorn *et al.*, 1990)。リチウムの併用もまた有用である (Parker *et al.*, 1994; Baldwin and Simpson, 1997)。

(8) 治療におけるコンプライアンス

　高齢患者において，抗うつ薬治療のコンプライアンスの低下は若年者よりも多い (Georgotas et al.,1989)。70％の患者が，処方薬の25％-50％を服用していない (NIH Consensus Statement,1992)。この理由として，おそらく副作用と高齢患者にとって複雑な服薬スケジュールや多種類の薬剤の処方に関連していると思われる。コンプライアンスの低下により，薬物の血中濃度は広範囲にばらつき，効果を不良とする大きな要因となる。使用する薬剤の選択は，コンプライアンスに影響する重要な因子である。好ましい副作用特性と1日1-2回の服薬の利便性は，高齢者のコンプライアンスを向上させるであろう。

　高齢患者のコンプライアンスを向上させる方法を表15に示す。患者や家族に対する教育，薬物治療の合理性や長期治療の必要性を強調することは重要である。これには，精神科医，プ

表15
高齢患者において抗うつ薬治療のコンプライアンスを向上させる方法
(Reynolds, 1994)

- 精神科医, プライマリーケア医および薬剤師による
  チームアプローチ
- 患者教育
- 副作用を最少にする注意
- 家族教育
- 臨床医の慎重な態度

ライマリーケア医そして薬剤師を含むチームの全員がメッセージを強調するチームアプローチが必要である。薬剤に関連する副作用(とくにTCAsにおいて)が,コンプライアンス低下の大きな理由であるから,好ましい副作用特性を有する薬剤を選択するか,例えばTCAsに関連した便秘に緩下剤やベタネコールを用いたり,副作用を最少にする努力をすべきである。結局,慎重で熱心な臨床医の態度がコンプライアンス向上には非常に重要である。

5. 薬物療法以外の管理

(1) 心理社会的療法

高齢うつ病は多彩であるため,心理社会的療法は高齢うつ病患者の管理に重要な役割を果たす可能性がある(NIH Consensus Statement, 1992)。高齢うつ病に関連したストレスの多いライフイベント,人生上の役割の変化,社会支援の欠如といった多くの問題においては,薬物療法の適応ではなく,心理社会的援助や新しい対処技能が必要とされるであろう。心理療法は,薬物に忍容性がない,あるいは薬物治療を望まない患

者,または対人関係に問題を抱えていたり絶望感に苛まれている患者には,とくに有用である(Reynolds, 1994; Rifai et al., 1994 ; Lebowitz et al., 1997)。しかし,薬物療法の代わりになると考えるべきではない(Reynolds, 1994)。実際には,薬物と心理社会的療法の併用によって最良の結果が得られることが多い。

高齢患者に適した多種類の心理社会的療法がある(表16)。認知行動療法,行動療法,および対人関係療法は様々な状況で有効であることが示されている(Gallagher and Thompson, 1983 ; Reynolds et al., 1992, 1995 ; Miller et al., 1994)。しかし,単独療法の持続的な有用性は示されてはいない(NIH Consensus Statement, 1992 ; Niederehe, 1996)。一方対人関係療法の単独または薬物療法の併用は,反復性うつ病の維持療法として有効であるとの知見もある(Reynolds et al., 1992, 1995)。

(2) 電気けいれん療法

電気けいれん療法(ECT)は,高齢うつ病患者の管理において重要な位置を占めている。NIHのデータによると,61歳以上の患者ではECTを受けている患者が最も多い(NIH Consensus Statement, 1992)。とくに,混合型のうつ病患者あるいは下記症状を伴う大うつ病患者が適応となっている(Abrams, 1992)。

- 精神病像
- 重篤な自殺念慮
- 緘黙
- 摂食拒否

ECTは抗うつ薬治療のできない心血管疾患あるいは肝臓や腎臓の障害を持つ患者にも適応となるであろう(Rothschild, 1996)。

表16
高齢うつ病治療のための心理社会的療法
(NIH Consensus Statement, 1992)

- 認知行動療法
- 行動療法
- 対人関係療法
- 短期精神分析療法

ECTはうつ病の急速かつ長期持続的な改善をもたらす。有効率は高齢者において70-80%であり,それ以外の患者群と同等である (Benbow, 1989 ; Wilkinson, 1993)。しかし,再燃が多いので,ECTの治療成功後における維持療法が必要である (NIH Consensus Statement, 1992 ; Riddle and Scott, 1995)。ECTは麻酔下で行われるが,三環系抗うつ薬治療に比べて,麻酔の施行前と施行中に適切な処置を行えば,重症な心血管系患者に対しても相対的に安全である (Zielinski et al., 1993 ; Rice et al., 1994)。主な副作用は,錯乱と記憶障害であるが,通常は一過性である (Weiner, 1982)。加齢が進むと錯乱の危険性が増すいくつかの確証がある (NIH Consensus Statement, 1992)。

(3) 断眠療法

断眠療法は,うつ病治療の有効な補助になりうるという確証がある (Kasper et al., 1991 ; Leibenluft and Werth, 1992)。例えば,対照試験において断眠療法の反応性はマプロチリンによる急性期治療に対する反応性と有意な相関があった (Kasper et al., 1991)。

結 論

　高齢うつ病はありふれたもので，治療可能なものであるが，しばしば見逃され，治療されていない。うつ病の少なくない罹病率や苦痛，また高齢うつ病に関連した疾患や自殺による高い死亡率を考えると，その状態を診断し治療することに大きな関心を向けるべき重要な問題が存在している。
　三環系抗うつ薬と同等の効果を持ち，忍容性が大きく改善された新規治療薬の紹介は，高齢うつ病患者の治療を改善させる重要な機会を与える。すなわち，「高齢うつ病のあるところに希望あり」（Roth, 1985）という結論は，以前よりも今日においてより適切な言葉である（Blazer, 1997）。

文 献

Abernethy DR. Psychotropic drugs and the aging process. In: *Clinical Geriatric Psychopharmacology*, 2nd edn (Ed. Sazman C), pp. 61–76. Williams & Wilkins: Baltimore, 1992.

Abrams R. *Electroconvulsive Therapy*, 2nd edn. Oxford University Press: Baltimore, 1992.

Alexopoulos GS. Clinical and biological findings in late-onset depression. In: *Review of Psychiatry, volume 9: Recent Advances in Geriatric Psychiatry* (Ed Tassman A), pp. 249–62. American Psychiatric Press: Washington, 1990.

Alexopoulos GS, Young RC, Meyers BS, Abrams RC, Shamoian CA. Late-onset depression. *Psychiatric Clin North Am* 1988; **11:** 101–15.

Alexopoulos GS, Young RC, Meyers BS. Geriatric depression: age of onset and dementia. *Biol Psychiatry* 1993; **34:** 141–5.

Alexopoulos GS, Meyers BS, Young RC *et al.* Recovery in geriatric depression. *Arch Gen Psychiatry* 1996; **53:** 305–12.

Allen-Burge R, Storandt M, Kinscherf NA *et al.* Sex differences in the sensitivity of two self-report depression scales in older depressed in patients. *Psychol Aging* 1994; **9:** 443–5.

Altamura AC, Minervini M, Carucci G *et al.* Clinical activity and tolerability of trazodone, mianserin, and amitriptyline in elderly patients with major depression: a controlled multicenter trial. *Clin Neuropharmacol* 1989; **12 (Suppl 1):** 25–33.

American Psychiatric Association. *Diagnostic and Statistical Manual of Mental Disorders,* 4th edn. Washington DC: American Psychiatric Association, 1994.

Amore M, Ricci M, Zanardi R *et al.* Long-term treatment of geropsychiatric patients with venlafaxine. *J Affect Disord* 1997; **46:** 293–6.

Anderson IM, Tomenson BM. The efficacy of selective serotonin reuptake inhibitors in depression: a meta-analysis of studies against tricyclic antidepressants. *J Psychopharmacol* 1994; **8:** 238–49.

Armitage R, Rush AJ, Trivedi M *et al.* The effects of nefazodone on sleep architecture in depression. *Neuropsychopharmacology* 1994; **10:** 123–7.

Baldwin RC. The outcome of depression in old age. *Int J Geriatr Psychiatry* 1991; **6:** 395–400.

Baldwin RC, Jolley DJ. The prognosis of depression in old age. *Br J Psychiatry* 1986; **149:** 574–83.

Baldwin RC, Simpson S. Prognosis and outcome studies in late-life depression. *Clin Neurosci* 1997; **4:** 16–22.

Barry S, Dinan TG. Alpha–2-adrenoceptor function in post-stroke depression. *Psychol Med* 1990; **20:** 305–9.

Baumhackl U, Bizière K, Fischbach R *et al.* Efficacy and tolerability of moclobemide compared with imipramine in depressive disorder (DSM-III): an Austrian double-blind, multicentre study. *Br J Psychiatry* 1989; **155 (Suppl 6):** 78–83.

Baumann P, Maitre L. Blockade of presynaptic alpha receptors and of amino uptake in the rat brain by the antidepressant mianserin. *Naunyn Schmiedebergs Arch Pharmacol* 1977; **300:** 31–7.

Beekman ATF, Deeg DJH, Tilburg Tv *et al.* Major and minor depression in later life: a study of prevalence and associated factors. *J Affect Disord* 1995; **36:** 65–75.

Benbow SM. The role of electroconvulsive therapy in the treatment of depressive illness in old age. *Br J Psychiatry* 1989; **155:** 147–52.

Benfield P, Heel RC, Lewis SP. Fluoxetine: a review of its pharmacodynamic and pharmacokinetic properties, and therapeutic efficacy in depressive illness. *Drugs* 1986; **32:** 481–508.

Bergstrom RF, Lemberger L, Farid NA *et al.* Clinical pharmacology and pharmacokinetics of fluoxetine. *Br J Psychiatry* 1988; **153 (Suppl 3):** 47–50.

Blazer DG. Depression in the elderly. Myths and misconceptions. *Psych Clin North Am* 1997; **20:** 111–19.

Blazer D, Hughes DC. The epidemiology of depression in an elderly community population. *Gerontologist* 1987; **27:** 281–7.

Bocksberger JP, Gachoud JP, Richard J, Dick P. Comparison of the efficacy of moclobemide and fluvoxamine in elderly patients with a severe depressive episode. *Eur Psychiatry* 1993; **8:** 319–24.

de Boer T, Nefkens F, van Helvoirt A. The α_2 antagonist Org 3770 enhances serotonin transmission in vivo. *Eur J Pharmacol* 1994; **253:** R5–6.

de Boer T, Ruigt GSF, Berendsen HHG. The alpha$_2$ selective adrenoceptor antagonist Org 3770 (mirtazapine, Remeron) enhances noradrenergic and serotonergic transmission. *Hum Psychopharmacol* 1995; **10 (Suppl 2):** 107–19.

Bonner D, Howard R. Treatment-resistant depression in the elderly. *Int Psychogeriatrics* 1995; **7 (Suppl):** 83–94.

Borkan GA, Hults DE, Gerzof SG *et al*. Age changes in body composition revealed by computed tomography. *J Gerontol* 1983; **38:** 673–7.

Brodaty H. Melancholia and the ageing brain. In: *Melancholia: a Disorder of Movement and Mood*. (Eds Parker G, Hadzi-Pavlovic D), pp. 237–51. Cambridge University Press: New York, 1996.

Brodaty H, Harris L, Peters K *et al*. Prognosis of depression in the elderly: a comparison with younger patients. *Br J Psychiatry* 1993; **163:** 589–96.

Burke WJ, Nitcher RL, Roccaforte WH, Wengel SP. A prospective evaluation of the Geriatric Depression Scale in an outpatient geriatric assessment center. *J Am Geriatr Soc* 1992; **40:** 1227–30.

Burvill PW, Hall WD, Stampfer HG, Emmerson JP. The prognosis of depression in old age. *Br J Psychiatry* 1991a; **158:** 64–71.

Burvill PW, Stampfer HG, Hall WD. Issues in the assessment of outcome in depressive illness in the elderly. *Int J Geriatr Psychiatry* 1991b; **6:** 269–77.

Callahan CM, Hendrie HC, Nienaber NA *et al*. Suicidal ideation among older primary care patients. *J Am Geriatr Soc* 1996; **44:** 1205–9.

Callahan CM, Hui SL, Nienaber NA *et al*. Longitudinal study of depression and health services use among elderly primary care patients. *J Am Geriatr Soc* 1994; **42:** 833–8.

Centers for Disease Control and Prevention. Suicide among older persons – United States, 1980–1992. *MMWR Morb Mortal Wkly Rep* 1996; **45:** 3–6.

Coffey CE, Weiner RD, Herfkens RJ, Sullivan DC. Effects of ECT on brain structure: a pilot magnetic resonance imaging study. *Am J Psychiatry* 1988; **145:** 701–6.

Coffey CE, Weiner RD, Saunders WB *et al*. White matter hyperintensity on magnetic resonance imaging: clinical and neuroanatomic correlates in the depressed elderly. *J Neuropsychiatry Clin Neurosci* 1989; **1:** 135–44.

Cohn CK, Shrivastava R, Mendels J *et al*. Double-blind, multicenter comparison of sertraline and amitriptyline in elderly depressed patients. *J Clin Psychiatry* 1990; **51 (Suppl B):** 28–33.

Cole MG, Bellavance F. The prognosis of depression in old age. *Am J Geriatr Psychiatry* 1997; **5:** 4–14.

Committee on Safety of Medicines. Mianserin and white blood cell disorders in the elderly. *Curr Problems* 1989; **25:** 24–6.

Conwell Y. Management of suicidal behavior in the elderly. *Psychiatr Clin North Am* 1997; **20:** 667–83.

Coryell W. Anxiety secondary to depression. *Psychiatr Clin North Am* 1990; **13:** 685–98.

Crome P. Poisoning due to tricyclic antidepressant overdosage: clinical presentation and treatment. *Med Toxicol* 1986; **1:** 261–85.

Cummings JL. Depression in Parkinson's disease: a review. *Am J Psychiatry* 1992; **149:** 443–54.

Danish University Antidepressant Group. Citalopram: clinical effect profile in comparison with clomipramine. A controlled multicenter study. *Psychopharmacology* 1986; **90:** 131–8.

Danish University Antidepressant Group. Paroxetine – a selective serotonin reuptake inhibitor showing better tolerance, but weaker antidepressant effect than clomipramine in a controlled multicenter study. *J Affect Disord* 1990; **18:** 289–99.

Draper BD. Attempted suicide in old age. *Int J Geriatr Psychiatry* 1996; **11:** 577–87.

Dunner DL. An overview of paroxetine in the elderly. *Gerontology* 1994; **40 (Suppl 1):** 21–7.

Dunner DL, Cohn JB, Walshe T III *et al.* Two combined, multicenter double-blind studies of paroxetine and doxepin in geriatric patients with major depression. *J Clin Psychiatry* 1992; **53 (Suppl 2):** 57–60.

Eastwood MR, Corbin SL. The relationship between physical illness and depression in old age. In: *Affective Disorders in the Elderly.* (Ed Murphy E), pp. 177–86. Churchill Livingstone: New York, 1986.

Eison AE, Eison MS, Torrente JR *et al.* Nefazodone: preclinical pharmacology of a new antidepressant. *Psychopharmacol Bull* 1990; **26:** 311–15.

Emery VO, Oxman TE. Update of the dementia spectrum of depression. *Am J Psychiatry* 1992; **149:** 305–17.

Evans ME, Lye M. Depression in the elderly physically ill: an age study of treatment with the 5HT reuptake inhibitor fluoxetine. *J Clin Exp Gerontol* 1992; **14:** 297–307.

Flint AJ. Epidemiology and comorbidity of anxiety disorders in the elderly. *Am J Psychiatry* 1994; **5:** 640–9.

Flint AJ, Rifat SL. The effect of sequential antidepressant treatment on geriatric depression. *J Affect Disord* 1996; **36:** 95–105.

Fontaine R, Ontiveros A, Elie R *et al*. A double-blind comparison of nefazodone, imipramine, and placebo in major depression. *J Clin Psychiatry* 1994; **55:** 234–41.

Francis J, Martin D, Kapoor WN. A prospective study of delirium in hospitalized elderly. *JAMA* 1990; **263:** 1097–101.

Fraser RM, Glass IB. Unilateral and bilateral ECT in elderly patients. *Acta Psychiatr Scand* 1980; **62:** 13–31.

Frasure-Smith N, Lespérance F, Talajic M. Depression following myocardial infarction: impact on 6-month survival. *JAMA* 1993; **270:** 1819–25.

Gallagher DE, Thompson LW. Effectiveness of psychotherapy for both endogenous and nonendogenous depression in older adult outpatients. *J Gerontol* 1983; **38:** 707–12.

Gallo JJ, Anthony JC, Muthen BO. Age differences in the symptoms of depression: a latent trait analysis. *J Gerontol* 1994; **49:** 251–64.

Georgotas A, McCue R. The additional benefit of extending an antidepressant trial past seven weeks in the depressed elderly. *Int J Geriatric Psychiatry* 1989; **4:** 191–5.

Georgotas A, McCue R, Friedman E, Cooper T. The response of depressive symptoms to nortriptyline, phenelzine and placebo. *Br J Psychiatry* 1987; **15:** 102–6.

Georgotas A, McCue R, Cooper TB *et al*. Factors affecting the delay of antidepressant effect in responders to nortriptyline and phenelzine. *Psychiatry Res* 1989; **28:** 1–9.

Gershon SE, Plotkin DA, Jarvik LF. Antidepressant drug studies, 1964–1986: empirical evidence for aging patients. *J Clin Psychopharmacol* 1988; **8:** 311–22.

Girling DM, Huppert FA, Brayne C, Paykul ES, Gill C, Mathewson D. Depressive symptoms in the very elderly: their prevalence and significance. *Int J Geriatr Psychiatry* 1995; **10:** 497–504.

Glassman AH, Johnson LL, Giardina EV *et al*. The use of imipramine in depressed patients with congestive heart failure. *JAMA* 1983; **250:** 1977–2001.

Glassman AH, Roose SP. Risk of antidepressants in the elderly: tricyclic antidepressants and arrhythmia-reversing risks. *Gerontology* 1994; **40 (Suppl 1):** 15–20.

Greenberg PE, Stiglin LE, Finkelstein SN, Berndt ER. The economic burden of depression in 1990. *J Clin Psychiatry* 1993; **54:** 405–18.

Guelfi JD, White C, Hackett D, Guichoux JY, Magni G. Effectiveness of venlafaxine in patients hospitalized for major depression and melancholia. *J Clin Psychiatry* 1995; **56:** 450–8.

Guillibert E, Pelicier Y, Archambault JC *et al.* A double-blind, multicenter study of paroxetine versus clomipramine in depressed elderly patients. *Acta Psychiatr Scand* 1989; **80:** 132–4.

Gurland BJ, Cross P. Epidemiology of psychopathology of old age. *Psychiatr Clin North Am* 1982; **5:** 11–25.

Guy W (Ed). *ECDEU Assessment Manual for Psychopharmacology (revised)*. National Institute for Mental Health, Psychopharmacology Research Branch: Rockville, Maryland, 1976.

Haddjeri N, Blier P, De Montigny C. Noradrenergic modulation of central serotonergic neurotransmission: acute and long-term actions of mirtazapine. *Int Clin Psychopharmacol* 1995; **10 (Suppl 4):** 11–18.

Halikas JA. Org 3770 (mirtazapine) versus trazodone: a placebo controlled trial in depressed elderly patients. *Hum Psychopharmacol* 1995; **10 (Suppl 2):** 125–33.

Haria M, McTavish D, Fitton A. Trazodone. A review of its pharmacology, therapeutic use in depression and therapeutic potential in other disorders. *Drugs Aging* 1994; **4:** 331–55.

Hinrichsen GA. Recovery and relapse from major depressive disorder in the elderly. *Am J Psychiatry* 1992; **149:** 1575–9.

Holsboer F. Neuroendocrinology of affective disorders. In: *Psychopharmacology. The Fourth Generation of Progress* (Eds Bloom F, Kupfer D), pp. 957–69. Raven Press: New York, 1995.

Holsboer F, Barden N. Antidepressants and hypothalamic-pituitary-adrenocortical regulation. *Endocr Rev* 1996; **17:** 187–205.

Holsboer-Trachsler E, Hemmeter U, von Bardeleben U, Seifritz E, Hatzinger M, Gerhard U *et al*. Neuroendocrine factors in neurodegenerative and cognitive disorders. In: *Neurodegenerative Disorders and Cognitive Dysfunction* (Eds Langer SZ, Mendlewicz J, Racagni G) pp. 180–6. International Academy for Biomedical and Drug Research, Karger: Basel, 1994.

Honig A, Praag HMv, Lousberg R *et al*. Depression after first myocardial infarction. *Eur Psychiatry* 1996; **11 (Suppl 4):** 167–70.

Hoyberg OJ, Sennef C, Moksnes KM *et al*. A double-blind multicentre comparison of mirtazapine and amitriptyline in elderly depressed patients. *Acta Psychiatr Scand* 1996; **93:** 184–90.

Hughes D, Morris S, McGuire A. The cost of depression in the elderly. Effects of drug therapy. *Drugs Aging* 1997; **10:** 59–68.

Hutchinson DR, Jong S, Moon CAL *et al*. A double-blind study in general practice to compare the efficacy and tolerability of paroxetine and amitriptyline in depressed elderly patients. *Br J Clin Res* 1991; **2:** 43–57.

Isometsä E, Heikkinen M, Marttunen MJ *et al.* The last appointment before suicide: is suicide intent communicated? *Am J Psychiatry* 1995; **152:** 919–22.

Jacoby RJ, Levy R. Computed tomography in the elderly, 3: affective disorder. *Br J Psychiatry* 1980; **136:** 270–5.

Kasper S, Kick H, Voll G, Vieira A. Therapeutic sleep deprivation and antidepressant medication in patients with major depression. *Eur Neuropsychopharmacol* 1991; **1:** 107–11

Kasper S, Pletan Y, Solles A, Tournoux A. Comparative studies with milnacipran and tricyclic antidepressants in the treatment of patients with major depression: a summary of clinical trial results. *Int Clin Psychopharmacol* 1996; **11 (Suppl 4):** 35–9.

Katona CL. Rationalising antidepressants for elderly people. *Int Clin Psychopharmacol* 1995; **10 (Suppl 1):** 37–40.

Kaye CM, Haddock RE, Langley PF *et al.* A review of the metabolism and pharmacokinetics of paroxetine in man. *Acta Psychiatr Scand Suppl* 1989; **80 (350):** 60–75.

Keller MB. Chronic and recurrent affective disorders: incidence, course, and influencing factors. In: *Chronic Treatment in Neuropsychiatry.* (Eds Kemali D, Racagni G). Raven Press: New York, 1985.

Kerr JS, Sherwood N, Hindmarch I. The comparative psychopharmacology of 5HT reuptake inhibitors. *Hum Psychopharmacol* 1991; **6:** 313–17.

Kielholz P. Masked depressions and depressive equivalents. In: *Masked Depression: an International Symposium.* (Ed Kielholz P), pp. 11–13. Hans Huber: Berne, 1973.

Kind P, Sorensen J. The costs of depression. *Int Clin Psychopharmacol* 1993; **7:** 191–5.

Koenig HG, Cohen HJ, Blazer DG, Krishnan KRR, Sibert TE. Profile of depressive symptoms in younger and older medical in patients with major depression. *J Am Geriatr Soc* 1993; **41:** 1169–76.

Kramer BA. Electroconvulsive therapy use in geriatric depression. *J Nerv Ment Dis* 1987; **175:** 233–5.

Krebs-Roubicek E, Holsboer-Trachsler E. Special psychogeriatrics: somnipathies in the aged. In: *Geriatrics Checklist* (Eds Fisch HU *et al.*). Georg Thieme Verlag: Stuttgart, 1994.

Kukull WA, Koepsell TD, Inui TS *et al.* Depression and physical illness among elderly general medical patients. *J Affect Disord* 1986; **10:** 153–62.

Kutcher SP, Reid K, Dubbin JD *et al.* Electrocardiogram changes and therapeutic desipramine and 2-hydroxydesipramine concentrations in elderly depressives. *Br J Psychiatry* 1986; **148:** 676–9.

Ladwig KH, Röll G, Breithardt G, Budde T, Borggreffe M. Postinfarction depression and incomplete recovery 6 months after acute myocardial infarction. *Lancet* 1994; **343:** 20–3.

Lebowitz BD, Pearson JL, Schneider LS *et al*. Diagnosis and treatment of depression in late life. Consensus statement update. *JAMA* 1997; **278:** 1186–90.

Leibenluft E, Werth TA. Is sleep deprivation useful in the treatment of depression? *Am J Psychiatry* 1992; **149:** 159–68.

Leonard BE. A comparison of the pharmacological properties of the novel tricyclic antidepressant lofepramine with its major metabolite desipramine: a review. *Int Clin Psychopharmacol* 1987; **2:** 281–91.

Lépine J-P, Gastpar M, Mendlewicz J, Tylee A. Depression in the community: the first pan-European study DEPRES (Depression Research in European Society). *Int Clin Psychopharmacol* 1997; **12:** 19–29.

Lespérance F, Frasure-Smith N, Talajic M. Major depression before and after myocardial infarction: its nature and consequences. *Psychosom Med* 1996; **58:** 99–110.

Lesse S. The masked depression syndrome: results of a seventeen-year clinical study. *Am J Psychother* 1983; **37:** 456–75.

Livingston G, Watkin V, Milne B, Manela MV, Katona C. The natural history of depression and the anxiety disorders in older people: the Islington community study. *J Affect Disord* 1997; **46:** 255–62.

Lobo A, Saz P, Marcos G *et al*. The prevalence of dementia and depression in the elderly community in a southern European population. The Zaragoza study. *Arch Gen Psychiatry* 1995; **52:** 497–506.

López-Ibor JJ Jr. The masking and unmasking of depression. In: *The Diagnosis of Depression* (Eds Feighner JP, Boyer WF), pp. 99–118. Wiley: Chichester, 1991.

Lopez-Ibor J, Guelf JD, Pletan Y *et al*. Milnacipran and selective serotonin reuptake inhibitors in major depression. *Int Clin Psychopharmacol* 1996; **11 (Suppl 4):** 41–6.

Lundquist RS, Bernens A, Olsen CG. Comorbid disease in geriatric patients: dementia and depression. *Am Family Physician* 1997; **55:** 2687–94.

Lyness JM, Cox C, Curry J *et al*. Older age and the underreporting of depressive symptoms. *J Am Geriatr Soc* 1995; **43:** 216–21.

McCue RE, Georgotas A, Nagachandran N *et al*. Plasma levels of nortriptyline and 10-hydroxynortriptyline and treatment-related electrocardiographic changes in the elderly depressed. *J Psychiatr Res* 1989; **23:** 73–9.

McCullough PK. Geriatric depression: atypical presentations, hidden meanings. *Geriatrics* 1991; **46:** 72–6.

Marks J. Interactions involving drugs used in psychiatry. In: *The Scientific Basis of Drug Therapy in Psychiatry* (Eds Marks J, Parc CMB). Pergamon: Oxford, 1965.

Mendels J, Johnston R, Mattes J, Riesenberg R. Efficacy and safety of b.i.d. doses of venlafaxine in a dose-response study. *Psychopharmacol Bull* 1993; **29:** 169–74.

Meyers BS. Adverse cognitive effects of tricyclic antidepressants in the treatment of geriatric depression: fact or fiction. In: *Psychopharmacological Treatment Complications in the Elderly* (Ed Shamoian CA), pp. 1–16. American Psychiatric Association: Washington DC, 1992.

Meyers BS, Greenberg R. Late-life delusional depression. *J Affect Disord* 1986; **11:** 133–7.

Miller MD. Opportunities for psychotherapy in the management of dementia. *J Geriatr Psychiatry Neurol* 1989; **2:** 11–17.

Miller MD, Frank E, Cornes C *et al*. Applying interpersonal psychotherapy to bereavement-related depression following loss of a spouse in late life. *J Psychother Prac Res* 1994; **3:** 149–62.

Montgomery SA, Kasper S. Comparison of compliance between serotonin reuptake inhibitors and tricyclic antidepressants: a meta-analysis. *Int Clin Psychopharmacol* 1995; **9 (Suppl 4):** 33–40.

Moret C, Charvéron M, Finberg JPM, Couzinier JP, Briley M. Biochemical profile of midalcipran (F2207), 1-phenyl-1-diethylaminocarbonyl-2-aminomethyl-cyclopropane (Z) hydrochloride, a potential fourth generation antidepressant drug. *Neuropharmacology* 1985; **24:** 1211–19.

Murphy E. The prognosis of depression in old age. *Br J Psychiatry* 1983; **142:** 111–19.

Murphy E, Amith R, Lindesay J, Slattery J. Increased mortality rates in late-life depression. *Br J Psychiatry* 1988; **152:** 347–53.

Muth EA, Haskins JT, Moyer JA *et al*. Antidepressant biochemical profile of the novel bicyclic compound Wy–45,030, an ethyl cyclohexanol derivative. *Biochem Pharmacol* 1986; **35:** 4493–7.

Nair NPV, Ahmed SK, Ng Ying Kin NMK, West TEG. Reversible and selective inhibitors of monoamine oxidase A in the treatment of depressed elderly patients. *Acta Psychiatr Scand* 1995a; **91 (Suppl 386):** 28–35.

Nair NPV, Amin M, Holm P *et al*. Moclobemide and nortriptyline in elderly depressed patients. A randomized, multicentre trial against placebo. *J Affect Disord* 1995b; **33:** 1–9.

Naranjo CA, Herrmann N, Mittmann N, Bremner KE. Recent advances in geriatric psychopharmacology. *Drugs Aging* 1995; **7:** 184–202.

Nelson JC, Atillasoy E, Mazure C *et al.* Hydroxydesipramine in the elderly. *J Clin Psychopharmacol* 1988; **8:** 428–33.

Nemeroff CB. The corticotrophin releasing factor (CRF) hypothesis of depression: new findings and new directions. *Mol Psychiatry* 1996; **1:** 336–42.

Newhouse PA. Use of serotonin selective reuptake inhibitors in geriatric depression. *J Clin Psychiatry* 1996; **57 (Suppl 5):** 12–22.

Niederehe G. Psychosocial treatments with depressed older adults: a research update. *Am J Geriatr Psychiatry* 1996; **4 (Suppl 1):** 66–78.

NIH Consensus Development Panel on Depression in Late Life. Diagnosis and treatment of depression. *JAMA* 1992; **268:** 1018–24.

Nyth A, Gottfries CG. The clinical efficacy of citalopram in treatment of emotional disturbances in dementia disorders: a Nordic multicentre study. *Br J Psychiatry* 1990; **157:** 894–901.

Nyth AL, Syversen S, Eriksson S *et al.* A controlled multicenter clinical study of citalopram and placebo in elderly depressed patients with and without concomitant dementia. *Acta Psychiatr Scand* 1992; **86:** 138–45.

O'Brien JT, Ames D. Why do the depressed elderly die? *Int J Geriatr Psychiatry* 1994; **9:** 689–93.

O'Connor DW. Mild dementia: a clinical perspective. In: *Dementia and Normal Aging.* (Eds Hupperts FA, Brayne C, O'Connor DW). Cambridge University Press: Cambridge, 1994.

Ouslander JG. Physical illness and depression in the elderly. *J Am Geriatr Soc* 1982; **30:** 593–9.

Pages LJ, Garg DC, Martinez JJ *et al.* Safety and pharmacokinetics of sertraline in healthy young males. *J Clin Pharmacol* 1988; **28:** 908–59.

Pahkala K, Kesti E, Kongas-Soviaro P *et al.* Prevalence of depression in an aged population in Finland. *Soc Psychiatry Psychiatr Epidemiol* 1995; **30:** 99–106.

Pancheri P, Delle Chiaie R, Donnini M *et al.* Effects of moclobemide on depressive symptoms and cognitive performance in a geriatric population: a controlled comparative study versus imipramine. *Clin Neuropharmacol* 1994; **17 (Suppl 1):** 58–73.

Parker KL, Mittmann N, Shear NH *et al.* Lithium augmentation in geriatric depressed outpatients: a clinical report. *Int J Geriatr Depression* 1994; **9:** 995–1002.

Pazos A, Hoyer D, Palacios JM. The binding of serotonergic ligands to the porcine choroid plexus: characterization of a new type of serotonin recognition site. *Eur J Pharmacol* 1984; **106:** 539–46.

Preskorn SH, Beber JH, Faul JC, Hirschfield RM. Serious adverse effects of combining fluoxetine and tricyclic antidepressants. *Am J Psychiatry* 1990; **147:** 532.

Puech A, Montgomery SA, Prost JF *et al*. Milnacipran, a new serotonin and noradrenaline reuptake inhibitor: an overview of its antidepressant activity and clinical tolerability. *Int Clin Psychopharmacol* 1997; **12:** 99–108.

Rahman MK, Akhtar MJ, Salva NC *et al*. A double-blind, randomized comparison of fluvoxamine with dothiepin in the treatment of depression in elderly patients. *Br J Clin Pract* 1991; **45:** 255–8.

Ray WA, Griffin MR. Cyclic antidepressants and risk of hip fracture. *Arch Intern Med* 1991; **151:** 754–6.

Ray WA, Fought RL, Decker MD. Psychoactive drugs and the risk of injurious motor vehicle crashes in elderly drivers. *Am J Epidemiol* 1992; **136:** 873–83.

Reid F, Henry JA. Lofepramine overdosage. *Pharmacopsychiatry* 1990; **23 (Suppl 1):** 23–7.

Reidenberg M. Drugs in the elderly. *Med Clin North Am* 1982; **66:** 1073–8.

Reynolds CF III. Treatment of depression in late life. *Am J Med* 1994; **97 (Suppl 6A):** 39–46.

Reynolds CF III. Recognition and differentiation of elderly depression in the clinical setting. *Geriatrics* 1995; **50 (Suppl 1):** 6–15.

Reynolds CF, Frank E, Perel JM *et al*. Combined pharmacotherapy and psychotherapy in acute and continuation treatment of elderly patients with recurrent major depression: a preliminary report. *Am J Psychiatry* 1992; **149:** 1687–92.

Reynolds CF, Frank E, Perel JM *et al.*. Maintenance therapies for late-life recurrent major depression: research and review circa 1995. *Int Psychogeriatr* 1995; **7 (Suppl):** 27–39.

Rice EH, Sombrotto LB, Markowitz JC, Leon AC. Cardiovascular morbidity in high-risk patients during ECT. *Am J Psychiatry* 1994; **151:** 1637–41.

Rickels K, Weise CC, Zal HM *et al*. Lofepramine and imipramine in unipolar depressed outpatients. *Acta Psychiatr Scand* 1982; **66:** 109–20.

Riddle WJR, Scott AIF. Relapse after successful electroconvulsive therapy: the use and impact of continuation antidepressant drug treatment. *Hum Psychopharmacol* 1995; **10:** 201–5.

Riedel WJ, van Praag HM. Avoiding and managing anticholinergic effects of antidepressants. *CNS Drugs* 1995; **3:** 245–59.

Rifai AH, George CJ, Stack JA *et al*. Hopelessness continues to distinguish suicide attempters after acute treatment of depression in late life. *Am J Psychiatry* 1994; **151:** 1687–90.

Rizos AL, Sargenti CJ, Jeste DV. Psychotropic drug interactions in the patient with late-onset depression or psychosis, part 2. *Psychiatr Clin North Am* 1988; **11:** 253–77.

Robinson RG, Travella JI. Neuropsychiatry of mood disorders. In: *Neuropsychiatry* (Eds Fogel BS, Schiffer RB, Rao SM). Williams & Wilkins: Baltimore, 1995.

Rockwell E, Lam RW, Zisook S. Antidepressant drug studies in the elderly. *Psychiatry Clin North Am* 1988; **11:** 215–33.

Roose SP, Glassman AH, Giardina EGV *et al.* Tricyclic antidepressants in depressed patients with cardiac conduction disease. *Arch Gen Psychiatry* 1987; **44:** 273–5.

Roose SP, Dalack GW, Woordring S. Death, depression and heart disease. *J Clin Psychiatry* 1991; **52:** 34–9.

Roose SP, Glassman AH, Attia E, Woodring S. Comparative efficacy of selective serotonin reuptake inhibitors and tricyclics in the treatment of melancholia. *Am J Psychiatry* 1994; **151:** 1735–9.

Rosenzweiz A, Prigerson H, Miller MD, Reynolds CF III. Bereavement and late-life depression: grief and its complications in the elderly. *Ann Rev Med* 1997; **48:** 421–8.

Rossen EK, Buschmann MBT. Mental illness in late life: the neurobiology of depression. *Arch Psychiatr Nurs* 1995; **9:** 130–6.

Roth M. Depression in the elderly. Presented at the meeting of the International Psychogeriatrics Association, Umea, Sweden, 1985 (cited in Blazer, 1997).

Rothschild AJ. The diagnosis and treatment of late-life depression. *J Gen Psychiatry* 1996; **57 (Suppl 5):** 5–11.

Ruegg RG, Zisook S, Swerdlow MR. Depression in the aged: an overview. *Psychiatr Clin North Am* 1988; **11:** 83–108.

Salzman C. Pharmacological treatment of depression in the elderly. *J Clin Psychiatry* 1993; **54 (Suppl 2):** 23–8.

Salzman C, Hoffman SA. Clinical interaction between psychotropic and other drugs. *Hosp Community Psychiatry* 1983; **34:** 897–902.

Salzman C, Satlin A, Burrows AB. Geriatric psychopharmacology. In: *The American Psychiatric Press Textbook of Psychopharmacology* (Eds Schatzberg AF, Nemeroff C), pp. 803–21. American Psychiatric Press: Washington, 1995.

Samuelian JC. Comparison of efficacy and safety of increasing doses of paroxetine and clomipramine in elderly patients [abstract]. *Biol Psychiatry* 1991; **29 (Suppl):** 635.

Samuels DC, Katz IB. Depression in the nursing home. *Psychiat Ann* 1995; **25:** 419–24.

Sitsen JMA, Zivkov M. Mirtazapine: clinical profile. *CNS Drugs* 1995; **4 (Suppl 1):** 39–48.

Sheikh JI, Yesavage JA. Geriatric Depression Scale (GDS): recent evidence and development of a shorter version. *Clin Gerontol* 1986; **5:** 165–73.

Sherwood N, Hindmarch I. A comparison of five commonly prescribed antidepressants with particular reference to their behavioural toxicity. *Hum Psychopharmacol* 1993; **8:** 417–22.

Skerritt U, Evans R, Montgomery SA. Selective serotonin reuptake inhibitors in older patients. A tolerability perspective. *Drugs Aging* 1997; **10:** 209–18.

Stoudemire A, Moran MG, Fogel BS. Psychopharmacology in the medically ill patient. In: *The American Psychiatric Press Textbook of Psychopharmacology* (Eds Schatzman AF, Nemeroff C) pp. 783–801. American Psychiatric Press: Washington, 1995.

Teicher MH, Cohen BM, Baldessarini RJ *et al.* Severe daytime somnolence in patients treated with an MAOI. *Am J Psychiatry* 1988; **145:** 1552–6.

Tignol J, Pujol-Domenech J, Chartres JP *et al.* Double-blind study of the efficacy and safety of milnacipran and imipramine in elderly patients with major depressive episode. *Acta Psychiatr Scand* 1998; **97:** 157–65.

Tiller J, Maguire K, Davies B. A sequential double-blind controlled study of moclobemide and mianserin in elderly depressed patients. *Int J Geriatr Psychiatry* 1990; **5:** 199–204.

Tollefson GD, Holman SL. Analysis of the Hamilton Depression Rating Scale factors from a double-blind, placebo-controlled trial of fluoxetine in geriatric major depression. *Int Clin Psychopharmacol* 1993; **8:** 253–9.

Tumer N, Scarpace PJ, Lowenthal DT. Geriatric pharmacology: basic and clinical considerations. *Annu Rev Pharmacol Toxicol* 1992; **32:** 271–302.

de Vanna M, Kummer J, Agnoli A *et al.* Moclobemide compared with second-generation antidepressants in elderly people. *Acta Psychiatr Scand Suppl* 1990; **82 (360):** 64–6.

Verhey FRJ, Honig A. Depression in the elderly. In: *Depression: Neurobiological, Psychopathological and Therapeutic Advances* (Eds Honig A, van Praag HM), pp. 59–81. John Wiley: Chichester, 1997.

Verhey FRJ, Rozendaal N, Houx PJ *et al.* Incidence of dementia in subjects attending a memory clinic: results of a two-year follow-up. In: *The Maastricht Aging Study: Determinants of Cognitive Aging* (Eds Jolles J, Houx PJ, Boxtel M, Ponds RWHM). Neuropsychological Publishers: Maastricht, 1995.

Weiner RD. The role of electroconvulsive therapy in the treatment of depression in the elderly. *J Am Geriatr Soc* 1982; **30:** 710–12.

Weissman MM, Leaf PJ, Tischler GL *et al.* Affective disorders in five United States communities. *Psychol Med* 1988; **18:** 141–53.

Wernicke JF. The side effect profile and safety of fluoxetine. *J Clin Psychiatry* 1985; **46:** 59–67.

Wilkinson DG. ECT in the elderly. In: *Treatment and Care in Old Age Psychiatry* (Eds Levy R, Howard R, Burns A). Wrightson Medical: Petersfield, 1993.

Yesavage JA, Brink TL, Rose TL *et al*. Development and validation of a geriatric depression screening scale: a preliminary report. *J Psychiatr Res* 1983; **17:** 37–49.

Young RC, Alexopoulos GS, Shamoian CA *et al*. Plasma 10-hydroxynortriptyline and ECG changes in elderly depressed patients. *Am J Psychiatry* 1985; **142:** 866–8.

Zielinski RJ, Roose SP, Devanand DP *et al*. Cardiovascular complications of ECT in depressed patients with cardiac disease. *Am J Psychiatry* 1993; **150:** 904–9.

Zis AP, Goodwin FK. Major affective disorder as a recurrent illness: a critical review. *Arch Gen Psychiatry* 1979; **36:** 835–9.

Zisook S. Depression in late life. Diagnosis, course and consequences. *Postgrad Med* 1996; **100:** 143–56.

Zisook S, Shuchter SR. Depression through the first year after the death of a spouse. *Am J Psychiatry* 1991; **148:** 1346–52.

Zisook S, Schuchter SR, Sledge PA *et al*. The spectrum of depressive phenomena after spousal bereavement. *J Clin Psychiatry* 1994; **55 (Suppl):** 29–36.

索 引

欧 語

2級アミン 41
2D6アイソザイム 43
3級アミン 41
5-HT$_2$受容体 47
　──拮抗薬 46
α_1-アドレナリン受容体 47
α_2-アドレナリン受容体 47
α_2-アドレナリンの自己受容体 46
Beckうつ病調査票 15
CT研究 11
DEPRES研究 4
DSM 3
DSM-IV 15, 16
Mini-International Neuropsychiatric Interview (MINI) 4, 5
MRI所見 12
TCAsの副作用 40

日 本 語

あ 行

アミトリプチリン 41
アルツハイマー病 24
異種性 11
イミプラミン 41
うつ病の認識 14
疫学 3
疫学対象地域（Epidemiological Catchment Area : ECA）研究 3

か 行

可逆性モノアミンオキシダーゼA型阻害薬 44
過小診断 4, 14
下垂体前葉の副腎皮質刺激ホルモン 12
仮性痴呆 24
仮面うつ病 18
間接的な経費 8
危険因子 6

気分変調症 15
経済負担 8
抗コリン作用 41
公衆衛生上の問題 1
行動療法 50
高齢うつ病の鑑別診断 21
高齢うつ病の危険因子 7
高齢うつ病の症状 15
高齢うつ病の診断 15
コルチゾール 12
コンプライアンス 48

さ 行

再燃 30
三環系抗うつ薬 28, 36, 39
自殺企図 32
自殺の危険因子 32
自殺率 32
シタロプラム 42
視床下部―下垂体―副腎系の機能異常 12
死別 22
　――反応 35
死亡率 8, 31
縦断的研究 30
除外基準 6
心筋梗塞 27
心血管系作用 41
身体疾患 21, 28, 35
心理社会的療法 49
ストレス（反応） 12
生産性の喪失 8
生物学 11
セルトラリン 43
セロトニン-ノルアドレナリン再取り込み阻害薬 45

選択的セロトニン再取り込み阻害薬 36, 42
選択のバイアス 6

た 行

大うつ病 15
大うつ病エピソード 3
対人関係療法 50
短期精神分析療法 51
男女比 6
断眠療法 51
チトクローム P450 39, 43
痴呆 24
治療期間 36
治療経費 8
治療抵抗性うつ病 47
治療の選択 36
治療の目標 35
デシプラミン 41
電気けいれん療法（ECT） 36, 50
トラゾドン 45
トラニルシプロミン 44

な 行

難聴 27
認知行動療法 50
ネファゾドン 36, 46
脳血管障害 26
脳室が拡大 12
脳卒中後うつ病 27
脳の形態変化 11
ノルトリプチリン 41, 42
ノルフルオキセチン 43

は 行

パーキンソン病 23

ハミルトンうつ病評価尺度 15
パロキセチン 43
非可逆性モノアミンオキシダーゼ阻害薬 44
不安障害 23
フェネルジン 44, 48
副作用 37
副腎皮質刺激ホルモン放出ホルモン 12
プライマリーケア 9, 19
フルオキセチン 42, 48
米国国立衛生研究所（NIH）の公式見解 1
ベンラファキシン 36, 45

ま 行

慢性化 30
ミアンセリン 47
未治療の問題 34
ミルタザピン 36, 46
ミルナシプラン 36, 45

妄想 28
モクロベマイド 44
モノアミンオキシダーゼ阻害薬 44
モノアミン酸化抑制剤 28

や 行

薬剤性うつ病 19
薬物間相互作用 28, 37, 38
薬物動態 38
薬物療法 37
有病率 3, 8
予後 29
予後不良の危険因子 30

ら 行

罹患率 8
理想的な抗うつ薬の特徴 38
リチウムの併用 48
老年うつ病尺度 16

あとがき

　本書を編集した Mike Briley 博士は，イギリスのバス大学，フランスのパスツール研究所などで生化学と薬理学を研修し，その後最も新しい抗うつ薬のひとつである SNRI（セロトニン-ノルアドレナリン再取り込み阻害薬），ミルナシプランの製造元として知られるフランスの Pierre Fabre 社などで長年薬剤の製造や販売に携わり，それらの経験からうつ病や抗うつ薬に関する多くの著書と研究論文を発表している。本書は彼とイギリスのインペリアル医科大学・精神医学講座の名誉教授であり，モントゴメリー・アスベルグうつ病評価尺度の作成者としても知られる Stuart Montgomery 博士が座長を務めた「高齢者におけるうつ病のワークショップ」の成果をまとめたものである。

　高齢者にうつ病がしばしば出現することは，以前から指摘されているものの，今なお適切な診断がなされず，見逃されていることも少なくない。高齢者の場合には脳器質的な要因や様々な身体疾患などの合併があり，それらとうつ病との関連も正しく認識する必要がある。

　本書では，高齢うつ病の疫学，生物学，鑑別診断，他の身体疾患との関連などについて，そのエッセンスが簡潔にまとめられている。

　治療についても三環系抗うつ薬，SSRIs（選択的セロトニン再取り込み阻害薬），MAO（モノアミンオキシダーゼ）阻害薬に加えて，ミルナシプラン，ベンラファキシン，ネファゾドン，ミルタザピンといった新規抗うつ薬の薬理学的な特徴，特に高齢者に対する効果などについて，そのポイントがわかりやすく説明されている。

　21世紀を迎え，わが国は他国に例をみないスピードで，高齢化社会が進展しており，高齢者のうつ病は医学的のみならず

社会的にも重要な問題を抱えている。

　本書は高齢者のうつ病に関する多くの問題点や課題を提起し，その社会的認知を高めるとともに，適切な診断や治療を行ううえで非常に有用な情報が示されており，多くの医療関係者や患者，家族にとっても益するものと考え，Briley博士の許可を頂き翻訳した次第である。翻訳は日本医科大学精神医学教室の葉田と下田が分担し，監訳者の木村が全体に目を通し，間違いのないように心がけたが，見逃している点も多々あると思われ，お気付きの点はご叱正をお願いしたい。

　最後に本書の刊行にご努力頂いた星和書店の関係各位に深く感謝する。

2004年9月

監訳者　　木村　真人

訳者

木村真人（きむら まひと）
日本医科大学精神医学教室　助教授

葉田道雄（はだ みちお）
日本医科大学精神医学教室　講師

下田健吾（しもだ けんご）
日本医科大学精神医学教室　講師

監訳者略歴

木村真人（きむら まひと）
1984年　日本医科大学卒業
1991年　医学博士
1992年　日本医科大学精神医学教室講師
1999～2000年　アメリカ，アイオワ大学精神科に留学
2001年　日本医科大学精神医学教室助教授
2003年　日本医科大学付属千葉北総病院メンタルヘルス科部長

専門は，気分障害，特に高齢者のうつ病や脳卒中後うつ病を含めた血管性うつ病の病態と治療。精神保健指定医，日本総合病院精神医学会専門医・指導医，日本老年精神医学会専門医，2001年American Neuropsychiatric Association より Young Investigator Award を受賞。他にRG Robinson著『脳卒中における臨床神経精神医学―脳血管障害後の認知・行動・情動の障害―』（星和書店）の監訳など。

高齢者におけるうつ病の診断と治療

2004年10月28日　初版第1刷発行
2005年 2月 8日　初版第2刷発行
編　　者　Mike Briley
監訳者　木　村　真　人
発行者　石　澤　雄　司
発行所　株式会社星和書店
　　　　〒168-0074　東京都杉並区上高井戸1-2-5
　　　　電話　03(3329)0031（営業部）／(3329)0033（編集部）
　　　　FAX　03(5374)7186

©2004　星和書店　　　Printed in Japan　　　ISBN4-7911-0558-3